厚生労働省「試験問題作成に関する手引き(令和5年4月)」に準拠

3章特化
登録販売者試験
クリア
医薬品とその作用

手引き(令和5年4月)対応

薬事日報社

はじめに

登録販売者試験で出題される問題は、厚生労働省の「試験問題の作成に関する手引き(以下、手引き)」から作問されますが、最大の難関は、なんといっても手引き第３章の「主な医薬品とその作用」の内容です。そのボリュームは、他の章を圧倒し、覚えることが多すぎるうえに覚えにくく、また、手引き第５章の別表５－１「してはいけないこと」、５－２「相談すること」等とも密接に関連しているという、とんでもなく大変なところです。

この第３章こそが試験合格のための要所であり、ココの知識が乏しければ、登録販売者の主任務たる情報提供を適正に果たすこともできません。

本書は、第３章及びそれに関連する他章の出題範囲を攻略するために作成され、①個々の有効成分に関する特記事項、②成分分類に関する事項、③薬効群に関する事項、④漢方の判別に関する事項、⑤生薬の基原と作用に関する事項、の５つに切り分けた構成としています。

登録販売者試験の出題範囲をひととおり学習した後は、本書で理解をチェックし、そして知識の定着を図ってください。

試験合格にグッと近づくことでしょう。

令和５年　初夏

園　野　　浩

凡 例

■■■	プソイド■■■

分類	■■■成分

□□□ ★★★［Ⅲ］ **プソイド■■■**は、他の■■■成分に比べて▲▲▲に対する作用が強く、▲▲▲を生じることがある。

□□□ ★★☆［Ⅳ］ **プソイド■■■**、その水和物及びそれらの塩類を有効成分として含有する製剤は、「▲▲▲のおそれのあるものとして▲▲▲が指定する医薬品」である。

□□□ ★☆☆［Ⅴ］ ▲▲▲の症状がある人は、**プソイド■■■**を「使用しないこと」とされている。

〈理由〉交感神経刺激作用により、▲▲▲を生じるおそれがあるため

★★★	よくでる
★★☆	ふつう
★☆☆	あまりでない
［Ⅲ］	第３章の範囲
［Ⅳ］	第４章の範囲
［Ⅴ］	第５章の範囲

目 次

第1節 有効成分

第２節 成分分類

第3節 薬効群等

第４節 漢方

第５節 生薬

第６節 索引とその他成分

第１節
有効成分

試験対策上、重要な有効成分に関する特記事項について、きちんと理解しているか確認していきましょう。

その有効成分の分類に共通する事項は、第２節で確認しましょう。

001 アクリノール

分類	止瀉成分(腸内殺菌成分) 殺菌消毒成分

□□□ ★★☆ [Ⅲ] **アクリノール**は、腸の薬では、細菌感染による下痢の症状を鎮める。

□□□ ★★★ [Ⅲ] **アクリノール**は、一般細菌類の一部に対する殺菌消毒作用を示すが、真菌、結核菌、ウイルスには効果がない。

□□□ ★★★ [Ⅲ] **アクリノール**は、黄色の色素である。

□□□ ★★☆ [Ⅲ] **アクリノール**は、比較的刺激性が低く、創傷患部にしみにくい。

□□□ ★★☆ [Ⅲ] **アクリノール**は、衣類に付着すると黄色く着色し、脱色しにくい。

002 アスピリン

別名	アセチルサリチル酸
分類	解熱鎮痛成分(サリチル酸系)
類似	アスピリンアルミニウム

□□□ ★★★ [Ⅲ] サリチル酸系解熱鎮痛成分においてライ症候群の発生が示唆されており、**アスピリン**は、一般用医薬品では、いかなる場合も15歳未満の小児に対して使用できない。

□□□ ★★☆ [Ⅲ] 医療用医薬品の**アスピリン**は、血栓ができやすい人に対する血栓予防薬の成分としても用いられており、こうしたアスピリン製剤が処方されている場合には、自己判断で一般用医薬品の解熱鎮痛薬を使用できない。

□□□ ★★☆ [Ⅲ] **アスピリン**は、血液を凝固しにくくするため、胎児や出産時の母体への影響(妊娠期間の延長、子宮収縮の抑制、分娩時出血の増加)を考慮して、出産予定日12週間以内の使用を避ける。

□□□ ★★☆ [Ⅲ] アスピリン喘息は、**アスピリン**に特有の副作用ではなく、他の解熱鎮痛成分でも生じることがある。

□□□ ★★☆ **アスピリン**は、成分名が「〜ピリン」であっても、非ピリン系の解熱鎮痛成分である。

□□□ ★★☆ [Ⅲ] **アスピリン**は、肝機能障害を生じることがある。

□□□ ★★☆ [Ⅲ] 酒類との相互作用について、アルコールによる胃粘膜の荒れが、**アスピリン**による胃腸障害を増強する。

□□□ ★★☆ [V]
本剤の成分(**アスピリン**)又は他のかぜ薬、解熱鎮痛薬を使用して喘息を起こしたことがある人は、本剤を「使用しないこと」とされている。

〈理由〉 アスピリン喘息を誘発するおそれがあるため

□□□ ★★☆ [V]
妊婦等は、**アスピリン**を使用する前に「相談すること」とされている。

〈理由〉 妊娠末期のラットに投与した実験において、胎児に弱い動脈管の収縮がみられたとの報告があるため。また、動物実験(ラット)で催奇形性が現れたとの報告があるため

□□□ ★★☆ [V]
授乳中の人は、**アスピリン**を使用する前に「相談すること」とされている。

〈理由〉 乳汁中に移行する可能性があるため

□□□ ★★☆ [V]
胃・十二指腸潰瘍の診断を受けた人は、**アスピリン**を使用する前に「相談すること」とされている。

〈理由〉 胃・十二指腸潰瘍を悪化させるおそれがあるため

□□□ ★★☆ [V]
肝臓病の診断を受けた人は、**アスピリン**を使用する前に「相談すること」とされている。

〈理由〉 肝機能障害を悪化させるおそれがあるため

□□□ ★★☆ [V]
心臓病の診断を受けた人は、**アスピリン**を使用する前に「相談すること」とされている。

〈理由〉 むくみ、循環体液量の増加が起こり、心臓の仕事量が増加し、心臓病を悪化させるおそれがあるため

□□□ ★★☆ [V]
腎臓病の診断を受けた人は、**アスピリン**を使用する前に「相談すること」とされている。

〈理由〉 むくみ、循環体液量の増加が起こり、腎臓病を悪化させるおそれがあるため

---

003 アセトアミノフェン

分類 解熱鎮痛成分

□□□ ★★★ [Ⅲ] **アセトアミノフェン**は、主として中枢作用によって解熱・鎮痛をもたらすため、末梢における抗炎症作用は期待できない。

□□□ ★★★ [Ⅲ] **アセトアミノフェン**は、他の解熱鎮痛成分のような胃腸障害は少なく、空腹時に服用できる製品もあるが、食後の服用が推奨されている。

□□□ ★★★ [Ⅰ] アルコールは主として肝臓で代謝されるため、酒類(アルコール)をよく摂取する者では、肝臓の代謝機能が高まっていることが多く、その結果、肝臓で代謝される**アセトアミノフェン**は、通常よりも代謝されやすくなり、体内から医薬品が速く消失して十分な薬効が得られなくなることがある。

□□□ ★★☆ [Ⅲ] インフルエンザ流行期においては、解熱鎮痛成分が**アセトアミノフェン**や生薬成分のみからなる製品(かぜ薬)の選択を提案する。

□□□ ★★☆ [Ⅲ] **アセトアミノフェン**、カフェイン、エテンザミドの組合せは、「ACE 処方」と呼ばれる。

□□□ ★★☆ [Ⅲ] **アセトアミノフェン**は、内服薬のほか、専《もっぱ》ら小児の解熱に用いる坐薬もあるが、一般の生活者の中には、「坐薬と内服薬とは影響し合わない」と誤って認識している場合がある。

□□□ ★★☆ [Ⅲ] **アセトアミノフェン**は、重篤な副作用(以下)を生じることがあり、特に定められた用量を超えて使用した場合や、日頃から酒類(アルコール)をよく摂取する人で起こりやすい。

- 皮膚粘膜眼《ひふねんまくがん》症候群
- 中毒性表皮壊死融解症《ちゅうどくせいひょうひえしゆうかいしょう》
- 急性汎発性発疹性膿疱症《きゅうせいはんぱつせいほっしんせいのうほうしょう》
- 間質性肺炎
- 腎障害
- 肝機能障害

□□□ ★★☆ [Ⅲ] 酒類との相互作用について、アルコールによる胃粘膜の荒れが、**アセトアミノフェン**による胃腸障害を増強する。

□□□ ★★☆ [Ⅲ] アルコールにより、**アセトアミノフェン**による肝機能障害が起こりやすくなる。

□□□ ★★☆ [Ⅴ] 本剤の成分(**アセトアミノフェン**)又は他のかぜ薬、解熱鎮痛薬を使用して喘息を起こしたことがある人は、本剤を「使用しないこと」とされている。

〈理由〉アスピリン喘息を誘発するおそれがあるため

□□□ ★★☆ [Ⅴ] 妊婦等は、**アセトアミノフェン**を使用する前に「相談すること」とされている。

〈理由〉妊娠末期のラットに投与した実験において、胎児に弱い動脈管の収縮がみられたとの報告があるため

□□□ ★★☆ [V] 胃・十二指腸潰瘍の診断を受けた人は、**アセトアミノフェン**を使用する前に「相談すること」とされている。

〈理由〉胃・十二指腸潰瘍を悪化させるおそれがあるため

□□□ ★★☆ [V] 肝臓病の診断を受けた人は、**アセトアミノフェン**を使用する前に「相談すること」とされている。

〈理由〉肝機能障害を悪化させるおそれがあるため

□□□ ★★☆ [V] 心臓病の診断を受けた人は、**アセトアミノフェン**を使用する前に「相談すること」とされている。

〈理由〉むくみ、循環体液量の増加が起こり、心臓の仕事量が増加し、心臓病を悪化させるおそれがあるため

□□□ ★★☆ [V] 腎臓病の診断を受けた人は、**アセトアミノフェン**を使用する前に「相談すること」とされている。

〈理由〉むくみ、循環体液量の増加が起こり、腎臓病を悪化させるおそれがあるため

---

004 アミノ安息香酸《あんそくこうさん》エチル

分類	局所麻酔成分

□□□ ★★★ [Ⅲ] **アミノ安息香酸エチル**は、メトヘモグロビン血症を起こすおそれがあるため、6歳未満の小児では、使用を避ける。

□□□ ★★☆ [Ⅲ] **アミノ安息香酸エチル**が配合された坐剤及び注入軟膏は、ショック(アナフィラキシー)を生じることがある。

□□□ ★★☆ [Ⅴ] 本剤(以下)によりアレルギー症状を起こしたことがある人は、本剤を「使用しないこと」とされている。

- **アミノ安息香酸エチル**が配合された外用痔疾用薬(坐薬、注入軟膏)

〈理由〉アレルギー症状の既往歴《きおうれき》のある人が再度使用した場合、重篤なアレルギー性の副作用を生じる危険性が高まるため

005 イソプロピルアンチピリン

分類	解熱鎮痛成分(ピリン系)

□□□ ★★☆ [Ⅲ]
イソプロピルアンチピリンは、解熱及び鎮痛の作用は比較的強いが、抗炎症作用は弱いため、他の解熱鎮痛成分と組み合わせて配合される。

□□□ ★★☆ [Ⅲ]
ショック等の重篤な副作用が頻発したため、他のピリン系解熱鎮痛成分が用いられなくなり、現在では、**イソプロピルアンチピリン**が一般用医薬品で唯一のピリン系解熱鎮痛成分となっている。

□□□ ★★☆ [Ⅲ]
ピリン系解熱鎮痛成分によって薬疹《やくしん》(ピリン疹《しん》)等のアレルギー症状を起こしたことがある人は、**イソプロピルアンチピリン**を使用してはならない。

□□□ ★★☆ [Ⅲ]
イソプロピルアンチピリン以外の解熱鎮痛成分であっても薬疹等のアレルギー症状を生じることはあるが、一般の生活者の中には、「非ピリン系解熱鎮痛成分では薬疹のおそれがない」と誤って認識している場合がある。

□□□ ★★☆ [Ⅲ]
酒類との相互作用について、アルコールによる胃粘膜の荒れが、**イソプロピルアンチピリン**による胃腸障害を増強する。

□□□ ★★☆ [Ⅴ]
本剤の成分(**イソプロピルアンチピリン**)又は他のかぜ薬、解熱鎮痛薬を使用して喘息を起こしたことがある人は、本剤を「使用しないこと」とされている。
〈理由〉 アスピリン喘息を誘発するおそれがあるため

□□□ ★★☆ [V] 妊婦等は、**イソプロピルアンチピリン**を使用する前に「相談すること」とされている。

〈理由〉妊娠末期のラットに投与した実験において、胎児に弱い動脈管の収縮がみられたとの報告があるため。また、化学構造が類似した他のピリン系解熱鎮痛成分において、動物実験(マウス)で催奇形性が報告されているため

□□□ ★★☆ [V] 胃・十二指腸潰瘍の診断を受けた人は、**イソプロピルアンチピリン**を使用する前に「相談すること」とされている。

〈理由〉胃・十二指腸潰瘍を悪化させるおそれがあるため

□□□ ★★☆ [V] 肝臓病の診断を受けた人は、**イソプロピルアンチピリン**を使用する前に「相談すること」とされている。

〈理由〉肝機能障害を悪化させるおそれがあるため

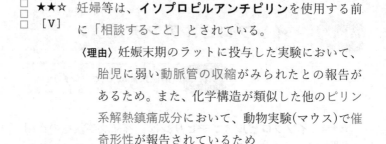

006 イブプロフェン

分類 解熱鎮痛成分

□□□ ★★★ ［Ⅲ］ **イブプロフェン**は、一般用医薬品では、いかなる場合も15歳未満の小児に対して使用できない。

□□□ ★★★ ［Ⅲ］ **イブプロフェン**は、肝機能障害、腎障害、無菌性髄膜炎を生じることがある。

□□□ ★★☆ ［Ⅲ］ **イブプロフェン**は、アスピリン等に比べて胃腸への悪影響が少なく、抗炎症作用も示す。

□□□ ★★☆ ［Ⅲ］ **イブプロフェン**は、頭痛、咽頭痛、月経痛(生理痛)、腰痛等に使用されることが多い。

□□□ ★★☆ ［Ⅲ］ 酒類との相互作用について、アルコールによる胃粘膜の荒れが、**イブプロフェン**による胃腸障害を増強する。

□□□ ★★☆ ［Ⅲ］ **イブプロフェン**の誘導体であるイブプロフェンピコノールは、外用での鎮痛作用はほとんど期待されず、専《もっぱ》らにきび治療薬として用いられる。

□□□ ★★☆ ［Ⅴ］ 本剤の成分(**イブプロフェン**)又は他のかぜ薬、解熱鎮痛薬を使用して喘息を起こしたことがある人は、本剤を「使用しないこと」とされている。

〈理由〉 アスピリン喘息を誘発するおそれがあるため

□□□ ★★☆ ［Ⅴ］ 出産予定日12週以内の妊婦は、**イブプロフェン**を「使用しないこと」とされている。

〈理由〉 妊娠期間の延長、胎児の動脈管の収縮・早期閉鎖、子宮収縮の抑制、分娩時出血の増加のおそれがあるため

□□□ ★★☆ [V] 妊婦等は、**イブプロフェン**を使用する前に「相談すること」とされている。

〈理由〉妊娠末期のラットに投与した実験において、胎児に弱い動脈管の収縮がみられたとの報告があるため

□□□ ★★☆ [V] 授乳中の人は、**イブプロフェン**を使用する前に「相談すること」とされている。

〈理由〉乳汁中に移行する可能性があるため

□□□ ★★☆ [V] 肝臓病の診断を受けた人は、**イブプロフェン**を使用する前に「相談すること」とされている。

〈理由〉肝機能障害を悪化させるおそれがあるため

□□□ ★★☆ [V] 心臓病の診断を受けた人は、**イブプロフェン**を使用する前に「相談すること」とされている。

〈理由〉むくみ、循環体液量の増加が起こり、心臓の仕事量が増加し、心臓病を悪化させるおそれがあるため

□□□ ★★☆ [V] 腎臓病の診断を受けた人は、**イブプロフェン**を使用する前に「相談すること」とされている。

〈理由〉むくみ、循環体液量の増加が起こり、腎臓病を悪化させるおそれがあるため

□□□ ★★★ [V] 全身性エリテマトーデス、混合性結合組織病の診断を受けた人は、**イブプロフェン**を使用する前に「相談すること」とされている。

〈理由〉無菌性髄膜炎《むきんせいずいまくえん》の副作用を起こしやすいため

□□□ ★★★ [V] 胃・十二指腸潰瘍、潰瘍性大腸炎、クローン病にかかったことのある人は、**イブプロフェン**を使用する前に「相談すること」とされている。

〈理由〉プロスタグランジン産生抑制作用によって消化管粘膜の防御機能が低下し、これらの疾患が再発するおそれがあるため

007 インドメタシン

分類 **抗炎症成分(非ステロイド性)**

□□□ ★★☆ [Ⅲ] [Ⅲ] **インドメタシン**は、皮膚の下層にある骨格筋や関節部まで浸透してプロスタグランジンの産生を抑える作用を示し、筋肉痛、関節痛等に用いられる。

□□□ ★★☆ [Ⅲ] **インドメタシン**は、吸収された成分の一部が循環血液中に入る可能性があり、妊婦等では、胎児への影響を考慮して、使用を避けるべきである。

□□□ ★☆☆ [Ⅲ] 妊娠末期のラットに**インドメタシン**を経口投与した実験において、胎児に高度〜中等度の動脈管の収縮が見られたとの報告がある。

□□□ ★★☆ [Ⅲ] 小児への有効性・安全性が確認されておらず、**インドメタシン**を主薬とする外皮用薬(含量 1%の貼付剤を除く)について、11 歳未満の小児向けの製品はない。

□□□ ★☆☆ [Ⅲ] **インドメタシン**含量 1%の貼付剤について、15 歳未満の小児向けの製品はない。

□□□ ★☆☆ [Ⅲ] **インドメタシン**の適用部位の皮膚に、腫《は》れ、ヒリヒリ感、熱感、乾燥感を生じることがあるため、皮膚が弱い人が**インドメタシン**含有の貼付剤を使用する際には、あらかじめ 1〜2 cm 角の小片を腕の内側等の皮膚の薄い部位に半日以上貼ってみて、皮膚に異常を生じないことを確認することが推奨されている。

□□□ ★★☆ [V] 喘息を起こしたことがある人は、**インドメタシン**が配合された外用鎮痛消炎薬を「使用しないこと」とされている。

〈理由〉喘息発作を誘発するおそれがあるため

□□□ ★★☆ [V] 水痘《すいとう》(水疱瘡《みずぼうそう》)、みずむし、たむし等又は化膿《かのう》している患部には、**インドメタシン**が配合された外用薬を「使用しないこと」とされている。

〈理由〉感染に対する効果はなく、逆に感染の悪化が自覚されにくくなるおそれがあるため

□□□ ★★☆ [V] **インドメタシン**が配合された外用鎮痛消炎薬は、「長期連用しないこと」とされている。

〈理由〉一定期間又は一定回数使用しても症状の改善がみられない場合は、他に原因がある可能性があるため

008 ウフェナマート

分類 抗炎症成分(非ステロイド性)

□□□ ★★☆ [Ⅲ] **ウフェナマート**は、炎症を生じた組織に働いて、細胞膜の安定化、活性酸素の生成抑制などの作用により、抗炎症作用を示し、湿疹、皮膚炎、かぶれ、あせも等による皮膚症状の緩和に用いられる。

□□□ ★☆☆ [Ⅲ] **ウフェナマート**では、末梢組織(患部局所)におけるプロスタグランジンの産生を抑える作用については明らかにされていない。

□□□ ★☆☆ [Ⅲ] **ウフェナマート**は、刺激感(ヒリヒリ感)、熱感、乾燥感を生じることがある。

009 ウルソデオキシコール酸

分類 利胆成分

□□□ ★★☆［Ⅲ］ **ウルソデオキシコール酸**は、胆汁の分泌を促す作用(利《り》胆《たん》作用)があるとされ、消化を助ける効果が期待できる。

□□□ ★★☆［Ⅲ］ **ウルソデオキシコール酸**は、肝臓の働きを高める作用もあるとされるが、肝臓病の診断を受けた人では、かえって症状を悪化させるおそれがあり、使用前に相談するべきである。

□□□ ★★☆［Ⅴ］ 妊婦等は、**ウルソデオキシコール酸**を使用する前に「相談すること」とされている。

010 エストラジオール安息香酸エステル

分類 毛髪用薬の女性ホルモン成分

□□□ ★★☆［Ⅲ］ **エストラジオール安息香酸エステル**は、女性ホルモンの一種である。

□□□ ★★☆［Ⅲ］ **エストラジオール安息香酸エステル**は、女性ホルモンによる脱毛抑制効果が期待できる。

〈理由〉脱毛は、男性ホルモンの働きが過剰であることも一因とされているため

□□□ ★★☆［Ⅲ］ **エストラジオール安息香酸エステル**は、頭皮から吸収されて循環血流中に入る可能性を考慮し、妊婦等では、使用を避けるべきである。

011

エタノール

別名	消毒用エタノール
分類	殺菌消毒成分
類似	イソプロパノール

□□□ ★★★［Ⅲ］ **エタノール**は、結核菌を含む一般細菌類、真菌類、ウイルスに対する殺菌消毒作用を示す。

□□□ ★★★［Ⅲ］ イソプロパノールでは、ウイルスに対する不活性効果が**エタノール**よりも低い。

□□□ ★☆☆［Ⅲ］ **エタノール**は、アルコール分が微生物のタンパク質を変性させ、それらの作用を消失させる。

□□□ ★★☆［Ⅲ］ **エタノール**は、手指・皮膚、器具類の消毒のほか、創傷面の殺菌・消毒にも用いられることがある。

□□□ ★★☆［Ⅲ］ **エタノール**は、皮膚刺激性が強いため、患部表面を軽く清拭《せいしき》するにとどめ、脱脂綿やガーゼに浸して患部に貼付することを避けるべきである。

□□□ ★★☆［Ⅲ］ **エタノール**は、脱脂による肌荒れを起こしやすく、皮膚へ繰り返して使用する場合に適さない。

□□□ ★★★［Ⅲ］ **エタノール**は、粘膜刺激性があり、粘膜面(例：口唇)や目のまわり、傷がある部分への使用を避ける。

□□□ ★★☆［Ⅲ］ **エタノール**は、揮発性で、引火しやすい。

□□□ ★★☆［Ⅲ］ **エタノール**を広範囲に長時間使用する場合には、蒸気の吸引に留意する。

012 エチニルエストラジオール

分類	婦人薬の女性ホルモン成分
類似	エストラジオール

□□□ ★★☆ ［Ⅲ］ **エチニルエストラジオール**は、人工的に合成された女性ホルモンの一種で、エストラジオールを補充するものである。

□□□ ★★☆ ［Ⅲ］ **エチニルエストラジオール**は、膣《ちつ》粘膜又は外陰部《がいいんぶ》に適用され、適用部位から吸収されて循環血液中に移行する。

□□□ ★★☆ ［Ⅲ］ **エチニルエストラジオール**は、長期連用により血栓症を生じるおそれがあり、また、乳癌や脳卒中などの発生確率が高まる可能性もあるため、継続して使用する場合には医療機関を受診する。

□□□ ★★☆ ［Ⅲ］ **エチニルエストラジオール**は、妊娠中の女性ホルモン成分の摂取によって胎児の先天性異常の発生が報告されており、妊婦等では、使用を避ける。

□□□ ★★☆ ［Ⅲ］ **エチニルエストラジオール**は、吸収された成分の一部が乳汁中に移行することが考えられ、母乳を与える女性では、使用を避けるべきである。

□□□ ★★☆ ［Ⅴ］ 授乳中の人は、**エチニルエストラジオール**を使用する前に「相談すること」とされている。

〈理由〉乳汁中に移行する可能性があるため

013 エテンザミド

分類 解熱鎮痛成分(サリチル酸系)

□□□ ★★☆ [Ⅲ] **エテンザミド**は、痛みの発生を抑える働きが中心となっている他の解熱鎮痛成分に比べ、痛みが神経を伝わっていくのを抑える働きが強いため、作用の仕組みの違いによる相乗効果を期待して、他の解熱鎮痛成分と組み合わせて配合されることが多い。

□□□ ★★☆ [Ⅲ] アセトアミノフェン、カフェイン、**エテンザミド**の組合せは、「ACE 処方」と呼ばれる。

□□□ ★★☆ [Ⅲ] **エテンザミド**は、水痘《すいとう》(水疱瘡《みずぼうそう》)又はインフルエンザにかかっている15歳未満の小児では、使用を避ける。

□□□ ★★☆ [Ⅴ] 水痘(水疱瘡)もしくはインフルエンザにかかっている又はその疑いのある乳・幼・小児(15 歳未満)は、**エテンザミド**を使用する前に「相談すること」とされている。

〈理由〉構造が類似しているアスピリンにおいて、ライ症候群の発症との関連性が示唆されており、原則として使用を避ける必要があるため

□□□ ★★☆ [Ⅴ] 妊婦等は、**エテンザミド**を使用する前に「相談すること」とされている。

〈理由〉妊娠末期のラットに投与した実験において、胎児に弱い動脈管の収縮がみられたとの報告があるため

□□□ ★★☆ [V]
胃・十二指腸潰瘍の診断を受けた人は、**エテンザミド**を使用する前に「相談すること」とされている。

〈理由〉 胃・十二指腸潰瘍を悪化させるおそれがあるため

□□□ ★★☆ [V]
肝臓病の診断を受けた人は、**エテンザミド**を使用する前に「相談すること」とされている。

〈理由〉 肝機能障害を悪化させるおそれがあるため

□□□ ★★☆ [V]
心臓病の診断を受けた人は、**エテンザミド**を使用する前に「相談すること」とされている。

〈理由〉 むくみ、循環体液量の増加が起こり、心臓の仕事量が増加し、心臓病を悪化させるおそれがあるため

□□□ ★★☆ [V]
腎臓病の診断を受けた人は、**エテンザミド**を使用する前に「相談すること」とされている。

〈理由〉 むくみ、循環体液量の増加が起こり、腎臓病を悪化させるおそれがあるため

---

014 オキシドール

別名	過酸化水素水
分類	殺菌消毒成分

□□□ ★★★ ［Ⅲ］ **オキシドール**は、一般細菌類の一部に対する殺菌消毒作用を示す。

□□□ ★★★ ［Ⅲ］ **オキシドール**の作用は、過酸化水素の分解に伴って発生する活性酸素による酸化と、発生する酸素による泡立《あわだ》ちによる物理的な洗浄効果である。

□□□ ★★☆ ［Ⅲ］ **オキシドール**の作用は、持続性が乏しく、組織への浸透性も低い。

□□□ ★★☆ ［Ⅲ］ **オキシドール**は、刺激性があるため、目のまわりへの使用を避ける。

015 オキセサゼイン

分類	局所麻酔成分

□□□ ★★☆ [Ⅲ] **オキセサゼイン**は、局所麻酔作用のほか、胃液分泌を抑える作用もあるとされ、胃腸鎮痛鎮痙薬と制酸薬の両方の目的で使用される。

□□□ ★☆☆ [Ⅲ] **オキセサゼイン**は、精神神経系の副作用として、頭痛、眠気、めまい、脱力感を生じることがある。

□□□ ★★☆ [Ⅲ] **オキセサゼイン**は、小児における安全性が確立されておらず、15歳未満の小児では、使用を避ける。

□□□ ★★☆ [Ⅲ] **オキセサゼイン**は、妊娠中における安全性が確立されておらず、妊婦等では、使用を避ける。

□□□ ★★☆ [Ⅲ] **オキセサゼイン**は、痛みが感じにくくなることで重大な消化器疾患や状態の悪化等を見過ごすおそれがあり、長期間にわたる漫然とした使用を避ける。

016 カンソウ

分類 生薬成分

□□□ ★★☆ [Ⅲ]
カンゾウは、マメ科の*Glycyrrhiza*《グリキルリザ》 *uralensis*《ウラレンシス》 Fischer《フィッシャー》又は*Glycyrrhiza*《グリキルリザ》 *glabra*《グラブラ》 Linné《リンネ》の根及びストロンで、ときには周皮を除いたもの(皮去《かわさ》りカンゾウ)を基原とする。

□□□ ★★☆ [Ⅲ]
カンゾウは、グリチルリチン酸による抗炎症作用のほか、鎮咳去痰薬では、気道粘膜からの粘液分泌を促す等の作用も期待される。

□□□ ★★☆ [Ⅲ]
カンゾウは、かぜ薬や鎮咳去痰薬以外の医薬品にも配合されていることが少なくなく、また、甘味料として一般食品等にも用いられるため、グリチルリチン酸の総量が継続して多くならないよう注意する。

□□□ ★★☆ [Ⅲ]
乳幼児に**カンゾウ**を構成生薬とする漢方処方製剤(例：桂枝加竜骨牡蛎湯《けいしかりゅうこつぼれいとう》、抑肝散《よくかんさん》、抑肝散加陳皮半夏《よくかんさんかちんぴはんげ》、小建中湯《しょうけんちゅうとう》、甘草湯《かんぞうとう》)を使用する場合は、体格の個人差から、体重当たりのグリチルリチン酸の摂取量が多くなることがある。

□□□ ★★☆ [Ⅲ]
カンゾウは、小児の疳《かん》を適応症とする生薬製剤では、健胃作用を期待して用いられ、配合量は比較的少ないことが多いが、他の医薬品等から摂取されるグリチルリチン酸も含め、その総量が継続して多くならないよう注意する。

□□□ ★★★ [Ⅲ] **カンゾウ**を大量に摂取するとグリチルリチン酸の大量摂取につながり、偽《ぎ》アルドステロン症を生じることがある。

□□□ ★★★ [Ⅲ] 1日最大服用量が**カンゾウ**(原生薬換算)として1g以上となる製品は、どのような人が対象であっても、長期連用を避ける。

□□□ ★★☆ [Ⅴ] 短期間の服用に限られる漢方生薬製剤について、1日用量が**カンゾウ**として 1g以上を含有する場合は、「短期間の服用にとどめ、連用しないこと」とされている。

〈理由〉 偽アルドステロン症を生じるおそれがあるため

□□□ ★★☆ [Ⅴ] 以下の医薬品について、1日用量が**カンゾウ**として1g以上を含有する医薬品は、「長期連用しないこと」とされている。

- 漢方生薬製剤以外の鎮咳去痰薬、瀉下剤、婦人薬
- 胃腸薬、胃腸鎮痛鎮痙薬

〈理由〉 偽アルドステロン症を生じるおそれがあるため

□□□ ★★★ [Ⅴ] 高齢者は、1日用量が**カンゾウ**として1g以上を含有する内服薬を使用する前に「相談すること」とされている。

〈理由〉 偽アルドステロン症を生じやすいため

□□□ ★★★ [Ⅴ] むくみの症状がある人は、1日用量が**カンゾウ**として1g以上を含有する医薬品を使用する前に「相談すること」とされている。

〈理由〉 偽アルドステロン症の発症のおそれが特にあるため

□□□ ★★★ [V] 高血圧の診断を受けた人は、1日用量が**カンゾウ**として1g以上を含有する医薬品を使用する前に「相談すること」とされている。

〈理由〉 大量に使用するとナトリウム貯留、カリウム排泄促進が起こり、むくみ等の症状が現れ、高血圧を悪化させるおそれがあるため

□□□ ★★★ [V] 心臓病の診断を受けた人は、1日用量が**カンゾウ**として1g以上を含有する医薬品を使用する前に「相談すること」とされている。

〈理由〉 大量に使用するとナトリウム貯留、カリウム排泄促進が起こり、むくみ等の症状が現れ、心臓病を悪化させるおそれがあるため

□□□ ★★★ [V] 腎臓病の診断を受けた人は、1日用量が**カンゾウ**として1g以上を含有する医薬品を使用する前に「相談すること」とされている。

〈理由〉 大量に使用するとナトリウム貯留、カリウム排泄促進が起こり、むくみ等の症状が現れ、腎臓病を悪化させるおそれがあるため

---

017 響声破笛丸《きょうせいはてきがん》

分類　漢方処方製剤

□□□ ★★☆ [Ⅲ] **響声破笛丸**は、体力に関わらず使用でき、しわがれ声、咽喉不快に適す。

□□□ ★★☆ [Ⅲ] **響声破笛丸**は、胃腸が弱く下痢しやすい人では、食欲不振、胃部不快感等の副作用が現れやすい等、不向きとされる。

□□□ ★★☆ [Ⅲ] **響声破笛丸**は、構成生薬としてカンゾウを含む。

□□□ ★★☆ [Ⅲ] **響声破笛丸**は、構成生薬としてダイオウを含む場合がある。

□□□ ★★☆ [Ⅲ] **響声破笛丸**は、短期間の使用に限られないが、漫然と使用を継続することは避け、5〜6 日間使用して症状の改善がみられない場合には、いったん使用を中止して専門家に相談することが望ましい。

□□□ ★★☆ [Ⅴ] 瀉下薬を使用している人は、**響声破笛丸**を使用する前に「相談すること」とされている。

〈理由〉腹痛、激しい腹痛を伴う下痢が現れやすくなるため

---

018 グリセリン

分類	局所保護成分 浣腸成分 保湿成分

□□□ ★★☆ ［Ⅲ］ **グリセリン**は、口腔咽喉薬、含嗽薬では、喉の粘膜を刺激から保護する。

□□□ ★☆☆ ［Ⅲ］ 日本薬局方収載の複方《ふくほう》ヨード・グリセリンは、ヨウ化カリウム、ヨウ素、ハッカ水、液状フェノール等を**グリセリン**に加えたもので、喉《のど》の患部に塗布して殺菌・消毒に用いられる。

□□□ ★★☆ ［Ⅲ］ **グリセリン**は、浣腸薬では、浸透圧の差によって腸管壁から水分を取り込んで直腸粘膜を刺激し、排便を促す。

□□□ ★★☆ ［Ⅲ］ **グリセリン**は、外皮用薬では、角質層の水分保持量を高め、皮膚の乾燥を改善する。

□□□ ★★☆ ［Ⅴ］ 高齢者は、**グリセリン**が配合された浣腸薬を使用する前に「相談すること」とされている。

〈理由〉 効き目が強すぎたり、副作用が現れやすいため

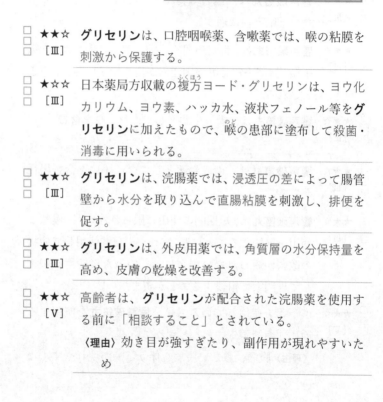

□□□ ★★☆ ［V］ 痔出血の症状がある人は、**グリセリン**が配合された浣腸薬を使用する前に「相談すること」とされている。

〈理由〉腸管、肛門に損傷があると、傷口から**グリセリン**が血管内に入って溶血《ようけつ》を起こすことや、腎不全を起こすおそれがあるため

□□□ ★★☆ ［V］ 心臓病の診断を受けた人は、**グリセリン**が配合された浣腸薬を使用する前に「相談すること」とされている。

〈理由〉排便直後に、急激な血圧低下等が現れることがあり、心臓病を悪化させるおそれがあるため

---

019 グリチルリチン酸

分類	抗炎症成分
類似	グリチルリチン酸ナトリウム等

□□□ ★★☆ ［Ⅲ］ **グリチルリチン酸**は、化学構造がステロイド性抗炎症成分に類似していることから、抗炎症作用を示す。

□□□ ★☆☆ ［Ⅲ］ グリチルレチン酸は、**グリチルリチン酸**が分解されてできる成分で、これと同様に作用する。

□□□ ★★☆ ［Ⅲ］ 医薬品では、**グリチルリチン酸**としての 1 日摂取量が 200 mg を超えないように用量が定められている。

□□□ ★★☆ ［Ⅲ］ **グリチルリチン酸**は、かぜ薬以外の医薬品にも配合されていることが少なくなく、また、**グリチルリチン酸二《じ》カリウム**が甘味料として一般食品や医薬部外品等にも用いられるため、**グリチルリチン酸**の総摂取量が継続して過剰にならないよう注意する。

□□□ ★★★ ［Ⅲ］ **グリチルリチン酸**を大量に摂取すると、偽アルドステロン症を生じることがある。

□□□ ★★★ ［Ⅲ］ 1 日最大服用量が**グリチルリチン酸**として 40 mg 以上となる製品は、どのような人が対象であっても、長期連用を避ける。

□□□ ★★☆ ［Ⅴ］ 以下の医薬品について、1 日用量が**グリチルリチン酸**として 40 mg 以上を含有する場合は、「長期連用しないこと」とされている。

- 外用痔疾用薬(坐薬、注入軟膏)
- 漢方生薬製剤以外の鎮咳去痰薬、瀉下剤、婦人薬
- 胃腸薬、胃腸鎮痛鎮痙薬

〈理由〉 偽アルドステロン症を生じるおそれがあるため

□□□ ★★★ [V] 高齢者は、1日用量が**グリチルリチン酸**として40 mg以上を含有する内服薬、外用痔疾用薬(坐薬、注入軟膏)を使用する前に「相談すること」とされている。

〈理由〉 偽アルドステロン症を生じやすいため

□□□ ★★★ [V] むくみの症状がある人は、1日用量が**グリチルリチン酸**として40 mg以上を含有する医薬品を使用する前に「相談すること」とされている。

〈理由〉 偽アルドステロン症の発症のおそれが特にあるため

□□□ ★★★ [V] 高血圧の診断を受けた人は、1日用量が**グリチルリチン酸**として40 mg以上を含有する医薬品を使用する前に「相談すること」とされている。

〈理由〉 大量に使用するとナトリウム貯留、カリウム排泄促進が起こり、むくみ等の症状が現れ、高血圧を悪化させるおそれがあるため

□□□ ★★★ [V] 心臓病の診断を受けた人は、1日用量が**グリチルリチン酸**として40 mg以上を含有する医薬品を使用する前に「相談すること」とされている。

〈理由〉 大量に使用するとナトリウム貯留、カリウム排泄促進が起こり、むくみ等の症状が現れ、心臓病を悪化させるおそれがあるため

□□□ ★★★ [V] 腎臓病の診断を受けた人は、1日用量が**グリチルリチン酸**として40 mg以上を含有する医薬品を使用する前に「相談すること」とされている。

〈理由〉 大量に使用するとナトリウム貯留、カリウム排泄促進が起こり、むくみ等の症状が現れ、腎臓病を悪化させるおそれがあるため

020

クロモグリク酸ナトリウム

分類 抗アレルギー成分

□□□ ★★☆ ［Ⅲ］ 抗ヒスタミン成分は、ヒスタミンの働きを抑える(肥満細胞から遊離したヒスタミンと受容体の反応を妨げる)のに対し、**クロモグリク酸ナトリウム**は、肥満細胞からのヒスタミンの遊離を抑える。

□□□ ★★☆ ［Ⅲ］ **クロモグリク酸ナトリウム**は、花粉やハウスダスト等による鼻や目のアレルギー症状の緩和を目的として、通常、抗ヒスタミン成分と組み合わせて配合される。

□□□ ★★★ ［Ⅲ］ **クロモグリク酸ナトリウム**は、アレルギー性ではない鼻炎や副鼻腔炎、結膜炎等に対して無効である。

□□□ ★★☆ ［Ⅲ］ **クロモグリク酸ナトリウム**は、アレルギーによる症状か他の原因による症状かはっきりしない人では、慎重な使用がなされるべきである。

□□□ ★★☆ ［Ⅲ］ **クロモグリク酸ナトリウム**を使用して症状の改善がみられた場合であっても、2週間を超える場合は、慎重な使用がなされるべきである。

□□□ ★★☆ ［Ⅲ］ **クロモグリク酸ナトリウム**を、鼻の症状に3日間、目の症状に2日間使用しても症状の改善がみられない場合は、アレルギー以外の原因による可能性が考えられる。

□□□ ★★☆ [Ⅲ] **クロモグリク酸ナトリウム**は、医療機関で減感作《げんかんさ》療法等のアレルギーの治療を受けている人では、その妨げとなるおそれがあるので、使用前に相談する。

□□□ ★★☆ [Ⅲ] **クロモグリク酸ナトリウム**は、アナフィラキシーのほか、鼻出血や頭痛を生じることがある。

□□□ ★★☆ [Ⅲ] **クロモグリク酸ナトリウム**は、点眼薬の配合成分として使用された場合であっても、アナフィラキシーを生じることがある。

021 クロルヘキシジングルコン酸塩

分類	殺菌消毒成分
類似	クロルヘキシジン塩酸塩

□□□ ★★☆ [Ⅲ] **クロルヘキシジングルコン酸塩**は、一般細菌類、真菌類に対して比較的広い殺菌消毒作用を示すが、結核菌やウイルスには効果がない。

□□□ ★★☆ [Ⅲ] **クロルヘキシジングルコン酸塩**は、ショック(アナフィラキシー)を生じることがある。

□□□ ★★☆ [Ⅲ] **クロルヘキシジングルコン酸塩**は、口腔内に適用される場合であっても、ショック(アナフィラキシー)を生じることがある。

□□□ ★★☆ [Ⅲ] **クロルヘキシジングルコン酸塩**が配合された含嗽薬《がんそうやく》は、口腔内に傷やひどいただれのある人では、強い刺激を生じるおそれがあるため、使用を避ける。

022 ケトプロフェン

分類　抗炎症成分(非ステロイド性)

□□□ ★★☆ [Ⅲ] **ケトプロフェン**は、皮膚の下層にある骨格筋や関節部まで浸透してプロスタグランジンの産生を抑える作用を示し、筋肉痛、関節痛等に用いられる。

□□□ ★★☆ [Ⅲ] **ケトプロフェン**は、吸収された成分の一部が循環血液中に入る可能性があり、妊婦等では、胎児への影響を考慮して、使用を避けるべきである。

□□□ ★☆☆ [Ⅲ] 妊娠末期のラットに**ケトプロフェン**を経口投与した実験において、胎児に高度～中等度の動脈管の収縮が見られたとの報告がある。

□□□ ★★☆ [Ⅲ] **ケトプロフェン**を主薬とする外用鎮痛薬では、15 歳未満の小児向けの製品はない。

□□□ ★★☆ [Ⅲ] **ケトプロフェン**は、アナフィラキシー、接触皮膚炎、光線過敏症を生じることがある。

□□□ ★☆☆ [Ⅲ] **ケトプロフェン**は、腫《は》れ、刺激感、水疱《すいほう》・ただれ、色素沈着、皮膚乾燥を生じることがある。

□□□ ★★★ [Ⅴ] **ケトプロフェン**が配合された外用鎮痛消炎薬の使用中は、天候にかかわらず、戸外活動を避けるとともに、日常の外出時も塗布部を衣服、サポーター等で覆い、紫外線に当てないこと。なお、塗布後も当分の間、同様の注意をすること」とされている。

〈理由〉使用中又は使用後しばらくしてから重篤な光線過敏症が現れることがあるため

□□□ ★★☆ [Ⅲ] 喘息を起こしたことがある人は、**ケトプロフェン**が配合された外用鎮痛消炎薬を「使用しないこと」とされている。

〈**理由**〉喘息発作を誘発するおそれがあるため

□□□ ★☆☆ [Ⅴ] 以下の医薬品によるアレルギー症状を起こしたことがある人は、**ケトプロフェン**が配合された外用鎮痛消炎薬を「使用しないこと」とされている。

- チアプロフェン酸を含む解熱鎮痛薬
- スプロフェンを含む外用鎮痛消炎薬
- フェノフィブラートを含む高脂血症治療薬

〈**理由**〉接触皮膚炎、光線過敏症を誘発するおそれがあるため

□□□ ★☆☆ [Ⅴ] 以下の添加物によるアレルギー症状を起こしたことがある人は、**ケトプロフェン**が配合された外用鎮痛消炎薬を「使用しないこと」とされている。

- オキシベンゾン、オクトクリレンを含む製品(例:日焼け止め、香水)

〈**理由**〉接触皮膚炎を誘発するおそれがあるため

□□□ ★★☆ [Ⅴ] 水痘《すいとう》(水疱瘡《みずぼうそう》)、みずむし、たむし等又は化膿している患部には、**ケトプロフェン**が配合された外用薬を「使用しないこと」とされている。

〈**理由**〉感染に対する効果はなく、逆に感染の悪化が自覚されにくくなるおそれがあるため

□□□ ★★☆ [Ⅴ] **ケトプロフェン**が配合された外用鎮痛消炎薬は、「長期連用しないこと」とされている。

〈**理由**〉一定期間又は一定回数使用しても症状の改善がみられない場合は、他に原因がある可能性があるため

---

023 コデインリン酸塩水和物

分類	鎮咳成分(麻薬性)
類似	ジヒドロコデインリン酸塩

□□□ ★★☆ [Ⅲ] **コデインリン酸塩水和物**は、延髄の咳嗽《がいそう》中枢の興奮を鎮めて咳を抑える。

□□□ ★★★ [Ⅲ] **コデインリン酸塩水和物**は、その作用本体であるコデインがモルヒネと同じ基本構造を持ち、依存性がある。

□□□ ★☆☆ [Ⅲ] **コデインリン酸塩水和物**の分娩時服用により新生児に呼吸抑制が現れたとの報告がある。

□□□ ★★★ [Ⅲ] **コデインリン酸塩水和物**は、胃腸の運動を低下させる作用を示し、便秘を生じることがある。

□□□ ★★★ [Ⅲ] **コデインリン酸塩水和物**は、小児の呼吸抑制発生リスクを可能な限り低減する観点から、12 歳未満の小児では、使用禁忌となっている。

□□□ ★★☆ [Ⅲ] **コデインリン酸塩水和物**の反復摂取によって依存を生じている場合は、自己努力のみで依存からの離脱は困難であり、医療機関での診療が必要である。

□□□ ★★★ [Ⅳ] **コデイン**、その水和物及びそれらの塩類を有効成分として含有する製剤は、「濫用《らんよう》等のおそれのあるものとして厚生労働大臣が指定する医薬品」である。

□□□ ★★★ [V]

コデインリン酸塩水和物について、「授乳中の人は本剤を服用しないか、本剤を服用する場合は授乳を避けること」とされている。

〈**理由**〉コデインの母乳への移行により、乳児でモルヒネ中毒が生じたとの報告があるため

□□□ ★★☆ [V]

コデインリン酸塩水和物の服用後は、「運転操作をしないこと」とされている。

〈**理由**〉眠気等が懸念されるため

□□□ ★★★ [V]

コデインリン酸塩水和物が配合された鎮咳去痰薬(内服液剤)は、「過量服用・長期連用しないこと」とされている。

〈**理由**〉倦怠感《けんたいかん》や虚脱感《きょだつかん》等が現れることがあるため。また、依存性・習慣性がある成分が配合されており、乱用事例が報告されているため

□□□ ★★★ [V]

妊婦等は、**コデインリン酸塩水和物**を使用する前に「相談すること」とされている。

〈**理由**〉麻薬性鎮咳成分であり、吸収された成分の一部が胎盤《たいばん》関門を通過して胎児へ移行することが知られているため。また、動物実験(マウス)で催《さい》奇形性《きけいせい》が報告されているため

024

柴胡加竜骨牡蛎湯《さいこかりゅうこつぼれいとう》

分類	漢方処方製剤

□□□ ★★☆ [Ⅲ] **柴胡加竜骨牡蛎湯**は、体力中等度以上で、精神不安があって、動悸、不眠、便秘などを伴う高血圧の随伴症状(動悸、不安、不眠)、神経症、更年期神経症、小児夜なき、便秘に適す。

□□□ ★★☆ [Ⅲ] **柴胡加竜骨牡蛎湯**は、体の虚弱な人、胃腸が弱く下痢しやすい人、瀉下薬を服用している人では、腹痛、激しい腹痛を伴う下痢の副作用が現れやすい等、不向きとされる。

□□□ ★★☆ [Ⅲ] **柴胡加竜骨牡蛎湯**は、構成生薬としてダイオウを含む。

□□□ ★★☆ [Ⅲ] **柴胡加竜骨牡蛎湯**は、肝機能障害、間質性肺炎を生じることがある。

□□□ ★☆☆ [Ⅲ] **柴胡加竜骨牡蛎湯**を神経質、精神不安、不眠の改善に用いる場合は、比較的長期間(1ヶ月位)服用することが多いが、一定期間使用した後も、症状の経過や副作用の発現に留意する。

□□□ ★☆☆ [Ⅲ] **柴胡加竜骨牡蛎湯**を小児の夜泣きに用いる場合、1週間位服用しても症状の改善がみられないときには、いったん服用を中止して、専門家に相談する。

□□□ ★★☆ [Ⅴ] 瀉下薬を使用している人は、**柴胡加竜骨牡蛎湯**を使用する前に「相談すること」とされている。

〈理由〉腹痛、激しい腹痛を伴う下痢が現れやすくなるため

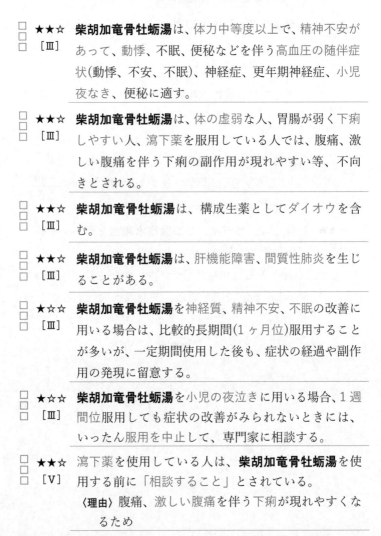

025 サザピリン

分類	解熱鎮痛成分（サリチル酸系）

□□□ ★★☆ [Ⅲ]
サリチル酸系解熱鎮痛成分においてライ症候群の発生が示唆されており、**サザピリン**は、一般用医薬品では、いかなる場合も 15 歳未満の小児に対して使用できない。

□□□ ★★☆ [Ⅲ]
サザピリンは、成分名が「〜ピリン」であっても、非ピリン系の解熱鎮痛成分である。

□□□ ★★☆ [Ⅴ]
妊婦等は、**サザピリン**を使用する前に「相談すること」とされている。

〈理由〉 妊娠末期のラットに投与した実験において、胎児に弱い動脈管の収縮がみられたとの報告があるため

---

026 サリチルアミド

分類 解熱鎮痛成分(サリチル酸系)

□□□ ★★☆ [Ⅲ] **サリチルアミド**は、水痘《すいとう》(水疱瘡《みずぼうそう》)又はインフルエンザにかかっている15歳未満の小児では、使用を避ける。

□□□ ★★☆ [Ⅴ] 水痘(水疱瘡)もしくはインフルエンザにかかっている又はその疑いのある乳・幼・小児(15 歳未満)は、**サリチルアミド**を使用する前に「相談すること」とされている。

〈理由〉構造が類似しているアスピリンにおいて、ライ症候群の発症との関連性が示唆されており、原則として使用を避ける必要があるため

□□□ ★★☆ [Ⅴ] 妊婦等は、**サリチルアミド**を使用する前に「相談すること」とされている。

〈理由〉妊娠末期のラットに投与した実験において、胎児に弱い動脈管の収縮がみられたとの報告があるため

□□□ ★★☆ [Ⅴ] 胃・十二指腸潰瘍の診断を受けた人は、**サリチルアミド**を使用する前に「相談すること」とされている。

〈理由〉胃・十二指腸潰瘍を悪化させるおそれがあるため

---

027 サリチル酸ナトリウム

分類	解熱鎮痛成分（サリチル酸系）

□□□ ★★☆ ［Ⅲ］

以下を総称して、サリチル酸系解熱鎮痛成分という。

- アスピリン
- アスピリンアルミニウム
- サザピリン
- **サリチル酸ナトリウム**
- エテンザミド
- サリチルアミド

□□□ ★★☆ ［Ⅲ］

サリチル酸系解熱鎮痛成分においてライ症候群の発生が示唆されており、**サリチル酸ナトリウム**は、一般用医薬品では、いかなる場合も15歳未満の小児に対して使用できない。

028

三黄瀉心湯《さんおうしゃしんとう》

分類	漢方処方製剤

□□□ ★★☆ [Ⅲ] **三黄瀉心湯**は、体力中等度以上で、のぼせ気味で顔面紅潮《こうちょう》し、精神不安、みぞおちのつかえ、便秘傾向などのあるものの高血圧の随伴症状(のぼせ、肩こり、耳なり、頭重、不眠、不安)、鼻血、痔出血、便秘、更年期障害、血《ち》の道症《みちしょう》に適す。

□□□ ★★☆ [Ⅲ] **三黄瀉心湯**は、体の虚弱な人、胃腸が弱く下痢しやすい人、だらだら出血が長引いている人では、激しい腹痛を伴う下痢等の副作用が現れやすい等、不向きとされる。

□□□ ★★★ [Ⅲ] **三黄瀉心湯**は、構成生薬としてダイオウを含む。

□□□ ★☆☆ [Ⅲ] **三黄瀉心湯**を使用している間は、瀉下薬の使用を避ける。

□□□ ★★☆ [Ⅲ] **三黄瀉心湯**を鼻血に用いる場合は、5〜6 回使用しても症状の改善がみられないときは、いったん使用を中止して専門家に相談する。

□□□ ★★☆ [Ⅲ] **三黄瀉心湯**を痔出血、便秘に用いる場合は、1 週間位使用しても症状の改善がみられないときは、いったん使用を中止して専門家に相談する。

□□□ ★☆☆ [Ⅲ] **三黄瀉心湯**は、その他の適応に用いる場合は、比較的長期間(1 ヶ月位)服用されることがある。

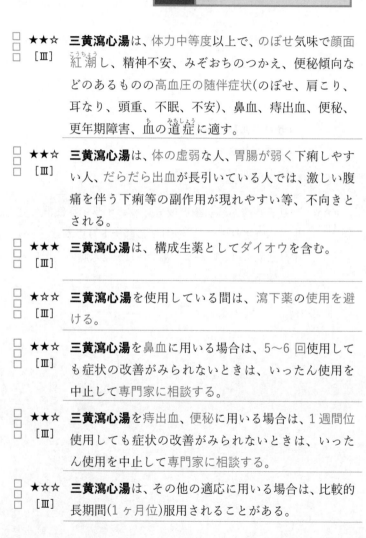

029 サントニン

分類	駆虫成分

□□□ ★★☆ ［Ⅲ］ **サントニン**は、回虫の自発運動を抑える作用を示し、虫体を排便とともに排出させる。

□□□ ★★☆ ［Ⅲ］ **サントニン**の服用後は、一時的に物が黄色く見えたり、耳鳴り、口渇を生じることがある。

□□□ ★★☆ ［Ⅲ］ **サントニン**は、消化管から吸収され、主に肝臓で代謝されるが、肝臓病の診断を受けた人では、肝機能障害を悪化させるおそれがあるため、使用前に相談するべきである。

030 次亜塩素酸《じあえんそさん》ナトリウム

分類	殺菌消毒成分(塩素系)
類似	サラシ粉

□□□ ★★☆［Ⅲ］ **次亜塩素酸ナトリウム**は、強い酸化力により、一般細菌類、真菌類、ウイルス全般に対する殺菌消毒作用を示す。

□□□ ★★☆［Ⅲ］ **次亜塩素酸ナトリウム**は、皮膚刺激性が強いため、通常、人体の消毒には用いられない。

□□□ ★★☆［Ⅲ］ **次亜塩素酸ナトリウム**は、金属腐食性があるとともに、プラスチック製品やゴム製品を劣化させる。

□□□ ★★☆［Ⅲ］ **次亜塩素酸ナトリウム**は、漂白《ひょうはく》作用があり、毛、絹、ナイロン、アセテート、ポリウレタン、色・柄物《がらもの》等への使用を避ける。

□□□ ★★☆［Ⅲ］ **次亜塩素酸ナトリウム**は、酸性の洗剤・洗浄剤と反応して、有毒な塩素ガスが発生する。

□□□ ★★☆［Ⅲ］ **次亜塩素酸ナトリウム**は、吐瀉物《としゃぶつ》や血液等が床等にこぼれたときの殺菌消毒にも適しているが、有機物の影響を受けやすいので、対象物を洗浄した後に使用した方が効果的である。

031 七物降下湯《しちもつこうかとう》

分類	漢方処方製剤

□□□ ★★☆ ［Ⅲ］ **七物降下湯**は、体力中等度以下で、顔色が悪くて疲れやすく、胃腸障害のないものの高血圧に伴う随伴症状(のぼせ、肩こり、耳鳴り、頭重《ずおも》)に適す。

□□□ ★☆☆ ［Ⅲ］ **七物降下湯**は、胃腸が弱く下痢しやすい人では、胃部不快感等の副作用が現れやすい等、不向きとされる。

□□□ ★★☆ ［Ⅲ］ **七物降下湯**は、小児向けの漢方処方ではなく、15歳未満の小児への使用を避ける。

□□□ ★☆☆ **七物降下湯**は、比較的長期間(1ヶ月位)服用されることがある。

032 ジフェニドール塩酸塩

分類 抗めまい成分

□□□ ★★☆ [Ⅲ] **ジフェニドール塩酸塩**は、内耳にある前庭神経(前庭と脳を結ぶ神経)の調節作用のほか、内耳への血流を改善する作用を示す。

□□□ ★☆☆ [Ⅲ] **ジフェニドール塩酸塩**は、海外では制吐薬やめまいの治療薬として使われ、日本においては専《もっぱ》ら抗めまい成分として用いられている。

□□□ ★★☆ [Ⅲ] **ジフェニドール塩酸塩**は、抗ヒスタミン成分と共通する類似の薬理作用を示す。

□□□ ★★☆ [Ⅲ] **ジフェニドール塩酸塩**は、抗ヒスタミン成分や抗コリン成分と同様の副作用として、頭痛、排尿困難、眠気、散瞳による異常なまぶしさ、口渇のほか、浮動感《ふどうかん》や不安定感を生じることがある。

□□□ ★★☆ [Ⅴ] 排尿困難の症状がある人は、**ジフェニドール塩酸塩**を使用する前に「相談すること」とされている。

〈理由〉 排尿筋《はいにょうきん》の弛緩と括約筋《かつやくきん》の収縮が起こり、尿の貯留を来《きた》すおそれがあるため。特に、前立腺肥《ぜんりつせんひ》大症《だいしょう》を伴っている場合には、尿閉《にょうへい》を引き起こすおそれがあるため

□□□ ★★☆ [Ⅴ] 緑内障の診断を受けた人は、**ジフェニドール塩酸塩**を使用する前に「相談すること」とされている。

〈理由〉 抗コリン作用によって房水流出路(房水通路《ぼうすいつうろ》)が狭くなり、眼圧が上昇し、緑内障を悪化させるおそれがあるため

---

033 ジプロフィリン

分類	キサンチン系成分

□□□ ★★☆ [Ⅲ]
ジプロフィリンは、鎮暈薬(乗物酔い防止薬)では、脳に軽い興奮を起こさせて平衡感覚の混乱によるめまいを軽減させる。

□□□ ★★☆ [Ⅲ]
ジプロフィリンは、鎮咳去痰薬では、自律神経系を介さずに気管支の平滑筋に直接作用して弛緩《しかん》させ、気管支を拡張させる。

□□□ ★★☆ [Ⅲ]
ジプロフィリンは、心臓刺激作用を示し、動悸《どうき》を生じることがある。

□□□ ★★★ [Ⅴ]
てんかんの診断を受けた人は、**ジプロフィリン**を使用する前に「相談すること」とされている。

〈理由〉中枢神経系の興奮作用により、てんかんの発作を引き起こすおそれがあるため

□□□ ★★☆ [Ⅴ]
甲状腺機能障害、甲状腺機能亢進症の診断を受けた人は、**ジプロフィリン**を使用する前に「相談すること」とされている。

〈理由〉中枢神経系の興奮作用により、症状の悪化を招くおそれがあるため

□□□ ★★☆ [Ⅴ]
心臓病の診断を受けた人は、**ジプロフィリン**を使用する前に「相談すること」とされている。

〈理由〉心臓に負担をかけ、心臓病を悪化させるおそれがあるため

---

034 芍薬甘草湯《しゃくやくかんぞうとう》

分類	漢方処方製剤

□□□ ★★☆ ［Ⅲ］ **芍薬甘草湯**は、体力に関わらず使用でき、筋肉の急激な痙攣《けいれん》を伴う痛みのあるもののこむらがえり、筋肉の痙攣、腹痛、腰痛に適す。

□□□ ★★☆ ［Ⅲ］ **芍薬甘草湯**は、構成生薬としてカンゾウを含む。

□□□ ★★★ ［Ⅲ］ **芍薬甘草湯**は、肝機能障害のほか、間質性肺炎、うっ血性心不全や心室頻拍《しんしつひんぱく》を生じることがある。

□□□ ★★★ ［Ⅴ］ 心臓病の診断を受けた人は、**芍薬甘草湯**を「使用しないこと」とされている。

〈理由〉徐脈《じょみゃく》又は頻脈《ひんみゃく》を引き起こし、心臓病の症状を悪化させるおそれがあるため

□□□ ★★★ ［Ⅴ］ **芍薬甘草湯**は、「症状があるときのみの服用にとどめ、連用しないこと」とされている。

〈理由〉うっ血性心不全、心室頻拍の副作用が現れることがあるため

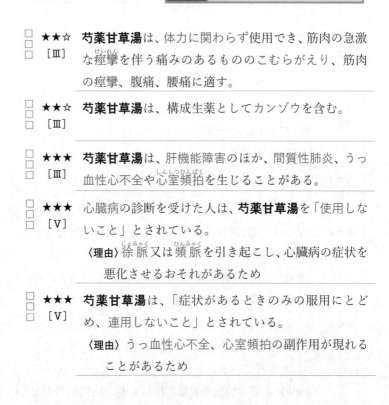

035 十味敗毒湯《じゅうみはいどくとう》

分類 漢方処方製剤

□□□ ★★☆ ［Ⅲ］ **十味敗毒湯**は、体力中等度なものの皮膚疾患で、発赤があり、ときに化膿するものの化膿性皮膚疾患・急性皮膚疾患の初期、蕁麻疹、湿疹・皮膚炎、水虫に適す。

□□□ ★☆☆ ［Ⅲ］ **十味敗毒湯**は、体の虚弱な人、胃腸が弱い人では、不向きとされる。

□□□ ★★☆ ［Ⅲ］ **十味敗毒湯**は、構成生薬としてカンゾウを含む。

□□□ ★★☆ ［Ⅲ］ **十味敗毒湯**は、短期間の使用に限られるものではないが、化膿性皮膚疾患・急性皮膚疾患の初期、急性湿疹に用いる場合は、１週間位使用して症状の改善がみられないときは、いったん使用を中止して専門家に相談する。

036

小柴胡湯《しょうさいことう》

分類	漢方処方製剤

□□□ ★★☆ ［Ⅲ］ **小柴胡湯**は、体力中等度で、ときに脇腹《わきばら》(腹)からみぞおちあたりにかけて苦しく、食欲不振や口の苦味があり、舌に白苔《はくたい》がつくものの食欲不振、吐きけ、胃炎、胃痛、胃腸虚弱、疲労感、かぜの後期の諸症状に適す。

□□□ ★★☆ ［Ⅲ］ **小柴胡湯**は、体の虚弱な人では、不向きとされる。

□□□ ★★☆ ［Ⅲ］ **小柴胡湯**は、構成生薬としてカンゾウを含む。

□□□ ★☆☆ ［Ⅲ］ **小柴胡湯**は、かぜの症状のほか、消化器症状(例：胃腸虚弱、胃炎)に用いられ、比較的長期間(1ヶ月位)服用されることもあるが、一定期間使用した後も、症状の経過や副作用の発現に留意する。

□□□ ★★☆ ［Ⅲ］ **小柴胡湯**は、間質性肺炎、肝機能障害のほか、膀胱炎《ぼうこうえん》様《よう》症状(頻尿《ひんにょう》、排尿痛、血尿、残尿感)を生じることがある。

□□□ ★★★ ［Ⅴ］ **小柴胡湯**による間質性肺炎については、1991年4月以降、使用上の注意に記載されていたが、その後、**小柴胡湯**とインターフェロン製剤の併用例による間質性肺炎が報告されたことから、1994年1月、インターフェロン製剤との併用を禁忌とする旨の使用上の注意の改訂がなされた。

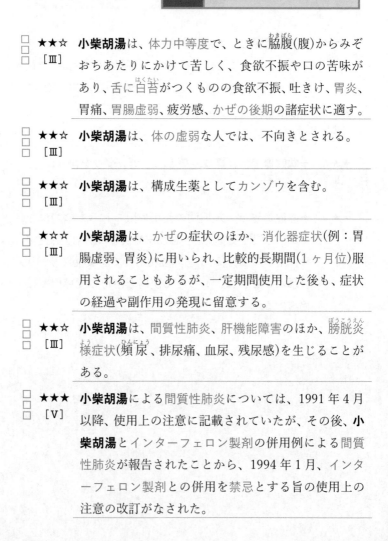

□□□ ★★★ [Ⅲ]
小柴胡湯は、間質性肺炎の副作用が現れるおそれが高まるため、インターフェロン製剤による治療を受けている人では、使用を避ける。

□□□ ★★★ [Ⅴ]
インターフェロン製剤で治療を受けている人は、**小柴胡湯**、**小柴胡湯**が配合されたかぜ薬を使用する前に「相談すること」とされている。

〈理由〉インターフェロン製剤との相互作用によって、間質性肺炎を起こしやすくなるため

□□□ ★★★ [Ⅴ]
慢性肝炎患者が**小柴胡湯**を使用して間質性肺炎が発症し、死亡を含む重篤な転帰に至った例もあったことから、1996年3月、厚生省(当時)より関係製薬企業に対して緊急安全性情報の配布が指示された。

□□□ ★★★ [Ⅴ]
肝臓病の診断を受けた人は、**小柴胡湯**を使用する前に「相談すること」とされている。

〈理由〉間質性肺炎の副作用が現れやすいため

□□□ ★★★ [Ⅴ]
小柴胡湯による間質性肺炎に関するものなど、一般用医薬品に関係する緊急安全性情報が発出されたことがある。

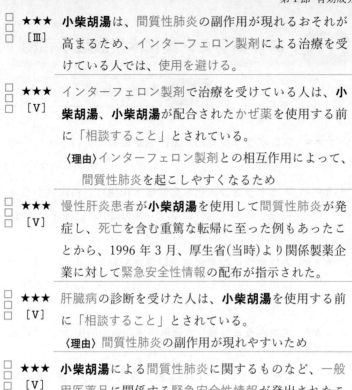

037 スコポラミン臭化水素酸塩《しゅうかすいそさんえん》水和物

分類	抗コリン成分

□□□ ★★☆ [Ⅲ] **スコポラミン臭化水素酸塩水和物**は、古くから乗物酔い防止に用いられている抗コリン成分である。

□□□ ★★★ [Ⅲ] **スコポラミン臭化水素酸塩水和物**は、消化管からよく吸収され、他の抗コリン成分と比べて脳内に移行しやすい。

□□□ ★★★ [Ⅲ] **スコポラミン臭化水素酸塩水和物**は、肝臓で速やかに代謝されてしまうため、抗ヒスタミン成分と比べて作用の持続時間は短い。

□□□ ★★★ [Ⅴ] **スコポラミン臭化水素酸塩水和物**の服用後は、「運転操作をしないこと」とされている。

〈**理由**〉眠気、目のかすみ、異常なまぶしさを生じることがあるため

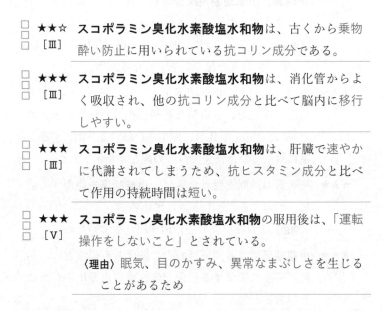

038 センノシド

分類	瀉下成分(大腸刺激性)

□□□ ★★☆ ［Ⅲ］ **センノシド**は、センナから抽出された成分である。

□□□ ★★☆ ［Ⅲ］ **センノシド**は、胃や小腸で消化されないが、大腸に生息する腸内細菌によって分解され、分解生成物が大腸を刺激して瀉下作用をもたらす。

□□□ ★☆☆ ［Ⅲ］ **センノシド**は、センノシドカルシウムとして瀉下薬に配合されている場合がある。

□□□ ★★☆ ［Ⅲ］ センナ、ダイオウは、**センノシド**を含み、大腸を刺激して排便を促す。

□□□ ★☆☆ ［Ⅲ］ アロエは、**センノシド**に類似の物質を含み、大腸刺激による瀉下作用が期待できる。

□□□ ★★★ ［Ⅲ］ **センノシド**が配合された瀉下薬は、妊婦等では、使用を避けるべきである。

□□□ ★☆☆ ［Ⅲ］ センナの茎を用いた製品は、食品として流通しているが、微量の**センノシド**が含まれている場合があるため、瀉下薬と同時期に摂取すると、健康被害(例：激しい腹痛を伴う下痢)につながるおそれがある。

□□□ ★★★ ［Ⅴ］ **センノシド**について、「授乳中の人は本剤を服用しないか、本剤を服用する場合は授乳を避けること」とされている。

〈理由〉乳児に下痢を起こすおそれがあるため

□□□ ★★☆ [V] **センノシド**が配合された瀉下剤は、「大量に使用しないこと」とされている。

〈理由〉 腸管粘膜への刺激が大きくなり、腸管粘膜に炎症を生じるおそれがあるため

039 ソファルコン

分類 胃粘膜保護・修復成分

□□□ ★★☆ [Ⅲ] **ソファルコン**は、胃粘液の分泌を促す、胃粘膜を覆って胃液による消化から保護する、荒れた胃粘膜の修復を促す。

□□□ ★★☆ [Ⅲ] **ソファルコン**は、肝機能障害を生じることがあり、肝臓病の診断を受けた人では、使用前に相談するべきである。

040 ダイオウ

分類	生薬成分

□□□ ★★☆ [Ⅲ] **ダイオウ**は、タデ科の*Rheum*《ルーム》 *palmatum*《パルマタム》 Linné《リンネ》、*Rheum*《ルーム》 *tanguticum*《テングーティカム》 Maximowicz《マキシモヴィッチ》、*Rheum*《ルーム》 *officinale*《オフィシナル》 Baillon《バイヨン》、*Rheum*《ルーム》 *coreanum*《コーリアナム》 Nakai《ナカイ》又はそれらの種間雑種の、通例、根茎《こんけい》を基原とする。

□□□ ★★☆ [Ⅲ] **ダイオウ**は、大腸を刺激して排便を促す。

□□□ ★★☆ [Ⅲ] **ダイオウ**は、センノシドを含み、大腸刺激性瀉下成分として用いられる。

□□□ ★★★ [Ⅲ] **ダイオウ**が配合された瀉下薬は、腸の急激な動きに刺激されて流産・早産を誘発するおそれがある。

□□□ ★★☆ [Ⅲ] 構成生薬として**ダイオウ**を含む漢方処方製剤であって、瀉下を目的としないもの(響声破笛丸《きょうせいはてきがん》、茵陳蒿湯《いんちんこうとう》)において、**ダイオウ**の瀉下作用は副作用となる。

□□□ ★☆☆ [] **ダイオウ**は、婦人薬では、胃腸症状に対する効果を期待して用いられる。

□□□ ★★★ [Ⅴ] **ダイオウ**が配合された内服薬について、「授乳中の人は本剤を服用しないか、本剤を服用する場合は授乳を避けること」とされている。

〈理由〉 乳児に下痢を起こすおそれがあるため

□□□ ★★☆ [V]

ダイオウが配合された瀉下剤は、「大量に使用しないこと」とされている。

〈理由〉 腸管粘膜への刺激が大きくなり、腸管粘膜に炎症を生じるおそれがあるため

□□□ ★★☆ [V]

ダイオウを含む以下の漢方処方製剤を使用している間は「他の瀉下薬を使用しないこと」とされている。

- 茵陳蒿湯《いんちんこうとう》
- 乙字湯《おつじとう》(ダイオウを含む場合)
- 三黄瀉心湯《さんおうしゃしんとう》
- 大黄甘草湯《だいおうかんぞうとう》
- 大黄牡丹皮湯《だいおうぼたんぴとう》
- 大柴胡湯《だいさいことう》
- 桃核承気湯《とうかくじょうきとう》
- 防風通聖散《ぼうふうつうしょうさん》
- 麻子仁丸《ましにんがん》

〈理由〉 激しい腹痛を伴う下痢等の副作用が現れやすくなるため

---

041 大柴胡湯《だいさいことう》

分類 漢方処方製剤

□□□ ★★☆［Ⅲ］ **大柴胡湯**は、体力が充実して、脇腹からみぞおちあたりにかけて苦しく、便秘の傾向があるものの胃炎、常習便秘、高血圧や肥満に伴う肩こり・頭痛・便秘、神経症、肥満症に適す。

□□□ ★★☆［Ⅲ］ **大柴胡湯**は、どのような肥満症にも適すわけではない。

□□□ ★☆☆［Ⅲ］ **大柴胡湯**は、体の虚弱な人、胃腸が弱く下痢しやすい人では、激しい腹痛を伴う下痢等の副作用が現れやすい等、不向きとされる。

□□□ ★★☆［Ⅲ］ **大柴胡湯**は、構成生薬としてダイオウを含む。

□□□ ★★☆［Ⅲ］ **大柴胡湯**は、肝機能障害、間質性肺炎を生じることがある。

□□□ ★☆☆［Ⅲ］ **大柴胡湯**を常習便秘、高血圧に伴う便秘に用いる場合には、１週間位使用しても症状の改善がみられないときは、いったん使用を中止して専門家に相談する。

042 タンニン酸アルブミン

分類	止瀉成分(収斂成分)

□□□ ★★☆ [Ⅲ] **タンニン酸アルブミン**は、腸粘膜のタンパク質と結合して不溶性の膜を形成し、腸粘膜をひきしめる(収《しゅう》斂《れん》)ことにより、腸粘膜を保護する。

□□□ ★☆☆ [Ⅲ] ゴバイシ、オウバク、オウレンは、**タンニン酸アルブミン**に含まれるタンニン酸やその類似の物質を含む。

□□□ ★★☆ [Ⅲ] **タンニン酸アルブミン**は、ショック(アナフィラキシー)を生じることがある。

□□□ ★★★ [Ⅴ] 本剤の成分(以下)又は牛乳によるアレルギー症状を起こしたことがある人は、本剤を「使用しないこと」とされている。

- **タンニン酸アルブミン**
- カゼイン、カゼインナトリウム等(添加物)

〈理由〉**タンニン酸アルブミン**は、乳製《にゅうせい》カゼインを由来としているため。また、カゼインは牛乳タンパクの主成分であり、牛乳アレルギーのアレルゲンとなる可能性があるため

---

043 ディート

分類	忌避成分

□□□ ★★☆［Ⅲ］ **ディート**は、医薬品又は医薬部外品の忌《き》避《ひ》剤の有効成分として用いられる。

□□□ ★★☆［Ⅲ］ **ディート**は、最も効果的で、効果の持続性も高い。

□□□ ★★☆［Ⅲ］ **ディート**は、外国の動物実験(ラット皮膚塗布試験)において、神経毒性が示唆されている。

□□□ ★★☆［Ⅲ］ **ディート**は、生後6ヶ月未満の乳児では、使用を避ける。

□□□ ★★☆［Ⅲ］ **ディート**は、生後6ヶ月から12歳未満までの小児では、顔面への使用を避けるとともに、1日の使用限度(以下)を守って使用する。

6ヶ月以上2歳未満	2歳以上12歳未満
1日1回	1日1〜3回

044 テプレノン

分類　胃粘膜保護・修復成分

□□□ ★★☆ ［Ⅲ］ **テプレノン**は、胃粘液の分泌を促す、胃粘膜を覆って胃液による消化から保護する、荒れた胃粘膜の修復を促す。

□□□ ★★☆ ［Ⅲ］ **テプレノン**は、肝機能障害を生じることがあり、肝臓病の診断を受けた人では、使用前に相談するべきである。

□□□ ★★☆ ［Ⅲ］ **テプレノン**は、腹部膨満感《ふくぶぼうまんかん》、吐きけ、腹痛、頭痛、皮下出血、便秘、下痢、口渇《こうかつ》を生じることがある。

---

045 トラネキサム酸

分類	抗炎症成分

□□□ ★★☆ ［Ⅲ］ **トラネキサム酸**は、体内での起炎《きえん》物質の産生を抑制することで炎症の発生を抑え、腫《は》れを和らげる。

□□□ ★★★ ［Ⅲ］ **トラネキサム酸**は、凝固した血液が溶解されにくくする働きもある。

□□□ ★★★ ［Ⅲ］ 胃粘膜保護・修復成分のセトラキサート塩酸塩は、体内で代謝されて**トラネキサム酸**を生じる。

□□□ ★★★ ［Ⅴ］ 血栓のある人、血栓症を起こすおそれのある人は、以下を使用する前に「相談すること」とされている。

- **トラネキサム酸**(内服)
- セトラキサート塩酸塩

〈理由〉生じた血栓が分解されにくくなるため

046 トリクロロイソシアヌル酸

分類	殺菌消毒成分(有機塩素系)
類似	ジクロロイソシアヌル酸ナトリウム

□□□ ★★☆ [Ⅲ] **トリクロロイソシアヌル酸**は、塩素臭、刺激性、金属腐食性が比較的抑えられている。

□□□ ★★☆ [Ⅲ] **トリクロロイソシアヌル酸**は、プール等の大型設備の殺菌・消毒に用いられることが多い。

047 トリメブチンマレイン酸塩

分類	整腸成分

□□□ ★★☆ [Ⅲ] **トリメブチンマレイン酸塩**は、消化管(胃及び腸)の平滑筋に直接作用して、消化管運動が低下しているときは亢進《こうしん》的に、消化管運動が亢進しているときは抑制的に働き、消化管の運動を調整する。

□□□ ★★☆ [Ⅲ] **トリメブチンマレイン酸塩**は、肝機能障害を生じることがあり、肝臓病の診断を受けた人では、使用前に相談するべきである。

048 バシトラシン

分類 **抗菌成分**

□□□ ★★☆ [Ⅲ] **バシトラシン**は、細菌の細胞壁合成を阻害することにより抗菌作用を示す。

□□□ ★★☆ [Ⅴ] **バシトラシン**が配合された化膿性皮膚疾患用薬は、湿潤、ひどいただれ、深い傷、ひどいやけどの患部には「使用しないこと」とされている。

〈理由〉 刺激が強く、症状を悪化させるおそれがあるため

---

049 パパベリン塩酸塩

分類	胃腸鎮痛鎮痙成分

□□□ ★★☆ [Ⅲ]
パパベリン塩酸塩は、消化管の平滑筋に直接働いて胃腸の痙攣《けいれん》を鎮める。

□□□ ★★★ [Ⅲ]
パパベリン塩酸塩は、胃液分泌を抑えない。

□□□ ★★☆ [Ⅲ]
パパベリン塩酸塩は、自律神経系を介した作用ではないが、眼圧を上昇させる。

□□□ ★★★ [Ⅴ]
緑内障の診断を受けた人は、**パパベリン塩酸塩**を使用する前に「相談すること」とされている。

〈理由〉眼圧が上昇し、緑内障を悪化させるおそれがあるため

050 パモ酸ピルビニウム

分類 駆虫成分

□□□ ★★☆［Ⅲ］ **パモ酸ピルビニウム**は、蟯虫《ぎょうちゅう》の呼吸や栄養分の代謝を抑えて殺虫作用を示す。

□□□ ★★☆［Ⅲ］ **パモ酸ピルビニウム**は、赤～赤褐色《せっかっしょく》の成分で、尿や糞便が赤く着色することがある。

□□□ ★★☆［Ⅲ］ **パモ酸ピルビニウム**は、水に溶けにくいため消化管からの吸収は少ないとされるが、ヒマシ油との併用を避ける。

□□□ ★★☆［Ⅲ］ **パモ酸ピルビニウム**は、空腹時に服用することとなっていないが、脂質分の多い食事やアルコールの摂取を避けるべきである。

051 ピコスルファートナトリウム

分類 瀉下成分(大腸刺激性)

□□□ ★★☆［Ⅲ］ **ピコスルファートナトリウム**は、胃や小腸では分解されないが、大腸に生息する腸内細菌によって分解されて、大腸への刺激作用を示すようになる。

□□□ ★★☆［Ⅴ］ **ピコスルファートナトリウム**が配合された瀉下剤は、「大量に使用しないこと」とされている。

〈理由〉腸管粘膜への刺激が大きくなり、腸管粘膜に炎症を生じるおそれがあるため

052 ビサコジル

分類	瀉下成分(大腸刺激性)

□□□ ★★☆ [Ⅲ] **ビサコジル**は、大腸のうち特に結腸や直腸の粘膜を刺激して排便を促すほか、結腸での水分の吸収を抑えて糞便のかさを増大させる。

□□□ ★★★ [Ⅲ] **ビサコジル**が配合された瀉下薬は、腸の急激な動きに刺激されて流産・早産を誘発するおそれがある。

□□□ ★★☆ [Ⅲ] **ビサコジル**の内服薬は、胃内で分解されて効果が低下したり、胃粘膜に無用な刺激をもたらすのを避けるため、腸内で溶けるように錠剤がコーティング等されている製品(腸溶性製剤)が多い。

□□□ ★★☆ [Ⅲ] 胃内で**ビサコジル**が溶け出すおそれがあるため、その腸溶性製剤の服用前後 1 時間以内は、制酸成分を含む胃腸薬や牛乳の服用・摂取を避ける。

□□□ ★☆☆ [Ⅲ] **ビサコジル**は、浣腸薬の有効成分として坐剤で用いられるほか、瀉下薬の有効成分として内服でも用いられるため、誤って坐剤を服用しないよう注意する。

□□□ ★★☆ [Ⅴ] **ビサコジル**が配合された瀉下剤は、「大量に使用しないこと」とされている。

〈理由〉腸管粘膜への刺激が大きくなり、腸管粘膜に炎症を生じるおそれがあるため

□□□ ★★☆ [Ⅴ] 激しい腹痛又は吐き気等の症状がある人は、**ビサコジル**を主薬とする坐薬を使用する前に「相談すること」とされている。

〈理由〉急性腹症《きゅうせいふくしょう》の症状である可能性があり、瀉下薬や浣腸薬の配合成分の刺激によって、その症状を悪化させるおそれがあるため

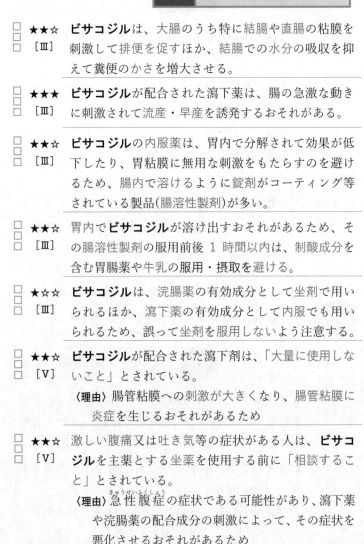

053 ピペラジンリン酸塩

分類	駆虫成分

□□□ ★★☆ [Ⅲ] **ピペラジンリン酸塩**は、アセチルコリン伝達を妨げて、回虫《かいちゅう》及び蟯虫《ぎょうちゅう》の運動筋を麻痺《まひ》させる作用を示し、虫体を排便とともに排出させる。

□□□ ★☆☆ [] **ピペラジンリン酸塩**は、痙攣《けいれん》、倦怠感、眠気、食欲不振、下痢、便秘を生じることがある。

□□□ ★☆☆ [] **ピペラジンリン酸塩**は、著しい栄養障害の診断を受けた人では、症状の悪化を招くおそれがあるため、使用前に相談するべきである。

□□□ ★★★ [Ⅴ] けいれんの症状がある人は、**ピペラジン**を含む成分を使用する前に「相談すること」とされている。

〈理由〉痙攣を起こしたことがある人では、発作を誘発する可能性があるため

□□□ ★★☆ [Ⅴ] 肝臓病の診断を受けた人は、**ピペラジン**を含む成分を使用する前に「相談すること」とされている。

〈理由〉肝臓における代謝が円滑に行われず、体内への蓄積によって副作用が現れやすくなるため

□□□ ★★☆ [Ⅴ] 腎臓病の診断を受けた人は、**ピペラジン**を含む成分を使用する前に「相談すること」とされている。

〈理由〉腎臓における排泄が円滑に行われず、副作用が現れやすくなるため

□□□ ★★☆ [Ⅴ] 貧血の診断を受けた人は、**ピペラジン**を含む成分を使用する前に「相談すること」とされている。

〈理由〉貧血の症状を悪化させるおそれがあるため

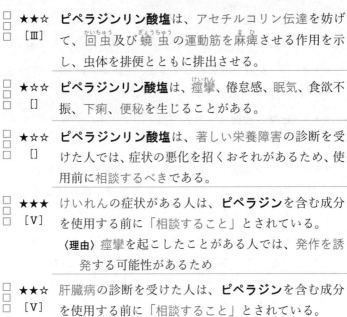

054 ヒマシ油《ゆ》

分類	瀉下成分(小腸刺激性)

□□□ ★★★ [Ⅲ] **ヒマシ油**は、腸でリパーゼの働きによって生じる分解物が、小腸を刺激することで瀉下作用をもたらす。

□□□ ★★☆ [Ⅲ] 日本薬局方収載の**ヒマシ油**、加香《かこう》ヒマシ油は、腸内容物の急速な排除を目的として用いられる。

□□□ ★★★ [Ⅲ] **ヒマシ油類**は、急激で強い瀉下作用(峻下《しゅんげ》作用)を示す。

□□□ ★★☆ [Ⅲ] **ヒマシ油類**は、誤食・誤飲による中毒など、腸管内の物質を体外にすみやかに排除させなければならない場合に用いられる。

□□□ ★★☆ [Ⅲ] **ヒマシ油類**は、ナフタレンやリン等がヒマシ油に溶け出して、中毒症状を増悪《ぞうあく》させるおそれがあるため、防虫剤や殺鼠剤の誤飲のような脂溶性の物質による中毒では、使用を避ける。

□□□ ★★☆ [Ⅲ] **ヒマシ油**は、駆虫成分が腸管内にとどまらず吸収されやすくなり、全身性の副作用を生じる危険性が高まるため、駆虫薬との併用を避ける。

□□□ ★★☆ [Ⅲ] パモ酸ピルビニウムは、水に溶けにくいため消化管からの吸収は少ないとされるが、**ヒマシ油**との併用を避ける。

□□□ ★★★ [Ⅴ] 3歳未満の小児は、**ヒマシ油類**を「使用しないこと」とされている。

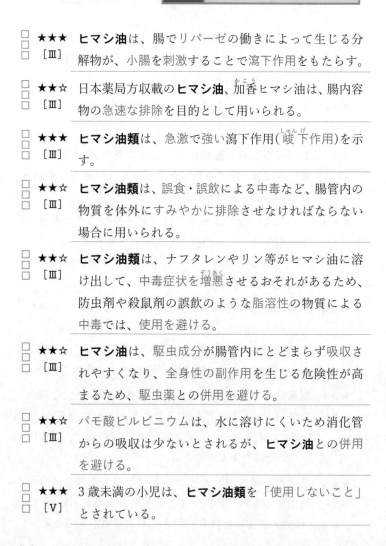

□□□ ★★★ ［V］ 妊婦等は、**ヒマシ油類**を「使用しないこと」とされている。

〈理由〉腸の急激な動きに刺激されて流産・早産を誘発するおそれがあるため

□□□ ★★★ ［V］ **ヒマシ油類**について、「授乳中の人は本剤を服用しないか、本剤を服用する場合は授乳を避けること」とされている。

〈理由〉乳児に下痢を起こすおそれがあるため

□□□ ★★☆ ［V］ 激しい腹痛又は吐き気の症状がある人は、**ヒマシ油**を「使用しないこと」とされている。

〈理由〉急性腹症《きゅうせいふくしょう》の症状である可能性があるため

□□□ ★★☆ ［V］ **ヒマシ油類**は、「連用しないこと」とされている。

〈理由〉一定期間又は一定回数使用しても症状の改善がみられない場合は、他に原因がある可能性があるため

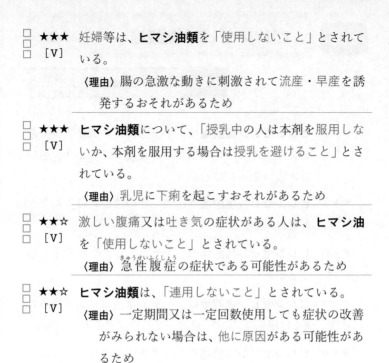

055 ピレンゼピン塩酸塩

分類 胃液分泌抑制成分

□□□ ★★☆［Ⅲ］ **ピレンゼピン塩酸塩**は、副交感神経の伝達物質であるアセチルコリンの働きを抑えることにより、過剰な胃液の分泌を抑える。

□□□ ★★☆［Ⅲ］ **ピレンゼピン塩酸塩**は、消化管の運動にほとんど影響を与えない。

□□□ ★★☆［Ⅲ］ **ピレンゼピン塩酸塩**は、アナフィラキシーを生じることがある。

□□□ ★★☆［Ⅲ］ **ピレンゼピン塩酸塩**は、一般的な抗コリン作用のため、排尿困難、動悸、目のかすみを生じることがある。

□□□ ★★☆［Ⅲ］ **ピレンゼピン塩酸塩**を含有する胃腸薬は、胃腸鎮痛鎮痙薬、乗物酔い防止薬との併用を避ける。

□□□ ★★☆［Ⅲ］ **ピレンゼピン塩酸塩**は、以下の人では、症状の悪化を招くおそれがあるため、使用前に相談するべきである。

- 排尿困難の症状がある人
- 緑内障の診断を受けた人

□□□ ★★☆［V］ **ピレンゼピン塩酸塩水和物**の服用後は、「運転操作をしないこと」とされている。

〈理由〉目のかすみ、異常なまぶしさを生じることがあるため

056 ピロキシカム

分類	抗炎症成分(非ステロイド性)

□□□ ★★☆ [Ⅲ] **ピロキシカム**は、皮膚の下層にある骨格筋や関節部まで浸透してプロスタグランジンの産生を抑える作用を示し、筋肉痛、関節痛等に用いられる。

□□□ ★★☆ [Ⅲ] **ピロキシカム**は、吸収された成分の一部が循環血液中に入る可能性があり、妊婦等では、胎児への影響を考慮して、使用を避けるべきである。

□□□ ★☆☆ [Ⅲ] 妊娠末期のラットに**ピロキシカム**を経口投与した実験において、胎児に高度〜中等度の動脈管の収縮が見られたとの報告がある。

□□□ ★★☆ [Ⅲ] **ピロキシカム**を主薬とする外用鎮痛薬では、15 歳未満の小児向けの製品はない。

□□□ ★★☆ [Ⅲ] **ピロキシカムは、**重篤なものではないが、光線過敏症を生じることがあり、野外活動が多い人では、他の抗炎症成分が配合された製品の選択が望ましい。

□□□ ★☆☆ [Ⅲ] **ピロキシカムは、**腫《は》れ、かぶれ、水疱、落屑《らくせつ》を生じることがある。

□□□ ★★☆ [Ⅴ] 喘息を起こしたことがある人は、**ピロキシカム**が配合された外用鎮痛消炎薬を「使用しないこと」とされている。

〈理由〉喘息発作を誘発するおそれがあるため

□□□ ★★☆ [V] 水痘《すいとう》(水疱瘡《みずぼうそう》)、みずむし、たむし等又は化膿している患部には、**ピロキシカム**が配合された外用薬を「使用しないこと」とされている。

〈理由〉感染に対する効果はなく、逆に感染の悪化が自覚されにくくなるおそれがあるため

□□□ ★★☆ [V] **ピロキシカム**が配合された外用鎮痛消炎薬は、「長期連用しないこと」とされている。

〈理由〉一定期間又は一定回数使用しても症状の改善がみられない場合は、他に原因がある可能性があるため

---

057 フェノトリン

分類	殺虫成分(ピレスロイド系)

□□□ ★★☆ [Ⅲ] 医薬品による方法によるシラミの防除では、**フェノトリン**が配合されたシャンプーやてんか粉《ふん》が用いられる。

□□□ ★★★ [Ⅲ] シラミの駆除を目的とする**フェノトリン**は、殺虫成分で唯一、人体に直接適用されるものである。

□□□ ★★☆ [Ⅲ] **フェノトリン**には、シラミの刺咬《しこう》による痒《かゆ》みや腫《は》れを和らげる作用がない。

---

058 フェルビナク

分類 抗炎症成分(非ステロイド性)

□□□ ★★☆ [Ⅲ]
フェルビナクは、皮膚の下層にある骨格筋や関節部まで浸透してプロスタグランジンの産生を抑える作用を示し、筋肉痛、関節痛等に用いられる。

□□□ ★★☆ [Ⅲ]
フェルビナクは、吸収された成分の一部が循環血液中に入る可能性があり、妊婦等では、胎児への影響を考慮して、使用を避けるべきである。

□□□ ★★☆ [Ⅲ]
フェルビナクを主薬とする外用鎮痛薬では、15 歳未満の小児向けの製品はない。

□□□ ★★☆ [Ⅴ]
喘息を起こしたことがある人は、**フェルビナク**が配合された外用鎮痛消炎薬を「使用しないこと」とされている。

〈理由〉 喘息発作を誘発するおそれがあるため

□□□ ★★☆ [Ⅴ]
水痘《すいとう》(水疱瘡《みずぼうそう》)、みずむし、たむし等又は化膿《かのう》している患部には、**フェルビナク**が配合された外用薬を「使用しないこと」とされている。

〈理由〉 感染に対する効果はなく、逆に感染の悪化が自覚されにくくなるおそれがあるため

□□□ ★★☆ [Ⅴ]
フェルビナクが配合された外用鎮痛消炎薬は、「長期連用しないこと」とされている。

〈理由〉 一定期間又は一定回数使用しても症状の改善がみられない場合は、他に原因がある可能性があるため

059

プソイドエフェドリン塩酸塩

分類 アドレナリン作動成分

□□□ ★★★ [Ⅲ] **プソイドエフェドリン塩酸塩**は、他のアドレナリン作動成分に比べて中枢神経系に対する作用が強く、不眠や神経過敏を生じることがある。

□□□ ★★☆ [Ⅲ] **プソイドエフェドリン塩酸塩**は、自律神経系を介した副作用として、めまいや頭痛、排尿困難を生じることがある。

□□□ ★★☆ [Ⅲ] **プソイドエフェドリン塩酸塩**は、依存性があり、長期間にわたって連用された場合、薬物依存につながるおそれがある。

□□□ ★★★ [Ⅳ] **プソイドエフェドリン**、その水和物及びそれらの塩類を有効成分として含有する製剤は、「濫用《らんよう》等のおそれのあるものとして厚生労働大臣が指定する医薬品」である。

□□□ ★★★ [Ⅴ] 前立腺肥大による排尿困難の症状がある人は、**プソイドエフェドリン塩酸塩**を「使用しないこと」とされている。

〈**理由**〉交感神経刺激作用により、尿の貯留・尿閉を生じるおそれがあるため

□□□ ★★★ [Ⅴ] 心臓病の診断を受けた人は、**プソイドエフェドリン塩酸塩**を「使用しないこと」とされている。

〈**理由**〉徐脈《じょみゃく》又は頻脈《ひんみゃく》を引き起こし、心臓病の症状を悪化させるおそれがあるため

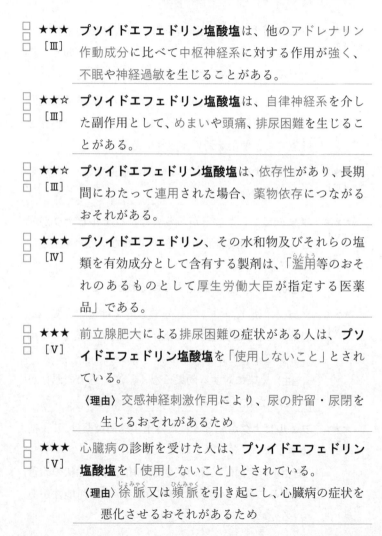

□□□ ★★★ [V] 高血圧の診断を受けた人は、**プソイドエフェドリン塩酸塩**を「使用しないこと」とされている。

〈理由〉交感神経興奮作用により血圧を上昇させ、高血圧を悪化させるおそれがあるため

□□□ ★★★ [V] 甲状腺機能障害の診断を受けた人は、**プソイドエフェドリン塩酸塩**を「使用しないこと」とされている。

〈理由〉甲状腺機能亢進症の主症状は交感神経系の緊張等によってもたらされており、交感神経系を興奮させる成分は症状を悪化させるおそれがあるため

□□□ ★★★ [V] 糖尿病の診断を受けた人は、**プソイドエフェドリン塩酸塩**を「使用しないこと」とされている。

〈理由〉肝臓でグリコーゲンを分解して血糖値を上昇させる作用があり、糖尿病を悪化させるおそれがあるため

□□□ ★★☆ [V] 授乳中の人は、**プソイドエフェドリン塩酸塩**を使用する前に「相談すること」とされている。

〈理由〉乳汁中に移行する可能性があるため

□□□ ★★☆ [V] 腎臓病の診断を受けた人は、**プソイドエフェドリン塩酸塩**を使用する前に「相談すること」とされている。

〈理由〉腎臓における排泄が円滑に行われず、副作用が現れやすくなるため

□□□ ★★☆ [Ⅲ] **プソイドエフェドリン塩酸塩**は、モノアミン酸化酵素阻害剤によるパーキンソン病の治療を受けている人では、代謝が妨げられて副作用が現れやすくなる。

□□□ ★★★ [V] モノアミン酸化酵素阻害剤(例:セレギリン塩酸塩)で治療を受けている人は、**プソイドエフェドリン塩酸塩**を使用する前に「相談すること」とされている。

〈理由〉モノアミン酸化酵素阻害剤との相互作用によって、血圧を上昇させるおそれがあるため

□□□ ★★★ [V] 塩酸フェニルプロパノールアミン(PPA)が配合された一般用医薬品による脳出血等の副作用症例が、2003 年 8 月までに複数報告されたが、その多くが用法・用量を超えた使用や、禁忌とされている高血圧症の患者による使用であったため、使用上の注意の改訂、情報提供の徹底がなされるとともに、代替成分として**プソイドエフェドリン塩酸塩**(PSE)等への速やかな切替えが行われた。

··· ①赤色について整理しよう! ···

• パモ酸ピルビニウムは、**赤~赤褐色**の成分で、尿や糞便を**赤く**着色する。	[Ⅲ]
• 劇薬の直接の容器等には、白地に**赤枠**、**赤字**をもって、当該医薬品の品名及び「劇」の文字が記載されていなければならない。	[Ⅳ]
• 点眼剤に類似した容器に収められた外用液剤では、その容器本体に、**赤枠**、**赤字**で「目に入れない」旨の文字などが目立つように記載されている。	[V]

060 ブチルスコポラミン臭化物《しゅうかぶつ》

分類 抗コリン成分

□□□ ★★☆ [Ⅲ] **ブチルスコポラミン臭化物**は、ショック(アナフィラキシー)を生じることがある。

□□□ ★★☆ [Ⅴ] 本剤の成分(**ブチルスコポラミン臭化物**)によりアレルギー症状を起こしたことがある人は、本剤を「使用しないこと」とされている。

〈理由〉 アレルギー症状の既往歴のある人が再度使用した場合、重篤なアレルギー性の副作用を生じる危険性が高まるため

… ②白色について整理しよう！ …

・セキサンのエキスは、**白色濃厚セキサノール**とも呼ばれる。	[Ⅲ]
・**白色ワセリン**は、角質層の水分保持量を高め、皮膚の乾燥を改善する。	[Ⅲ]
・塩素系殺菌消毒成分は、**漂白作用**があるため、毛、絹、ナイロン等への使用を避ける。	[Ⅲ]
・毒薬の直接の容器等には、黒地に**白枠**、**白字**をもって、当該医薬品の品名及び「毒」の文字が記載されていなければならない。	[Ⅳ]

061 ブロモバレリル尿素《にょうそ》

分類	鎮静成分
類似	アリルイソプロピルアセチル尿素

□□□ ★★☆ ［Ⅲ］ **ブロモバレリル尿素**は、催眠鎮静薬以外の医薬品にも配合されることがあり、こうした医薬品と他の催眠鎮静薬との併用により、効き目や副作用が増強するおそれがある。

□□□ ★★★ ［Ⅲ］ **ブロモバレリル尿素**は、依存性があり、反復して摂取すると依存を生じる。

□□□ ★★☆ ［Ⅲ］ **ブロモバレリル尿素**が配合された医薬品は、本来の目的から逸脱《いつだつ》した使用(乱用)がなされることがある。

□□□ ★★☆ ［Ⅲ］ かつては**ブロモバレリル尿素**が頻繁に用いられていたが、その大量摂取による自殺が日本で社会問題になったことや、ベンゾジアゼピン系成分に代替されたことから、近年では使用量が減少している。

□□□ ★★☆ ［Ⅲ］ **ブロモバレリル尿素**を大量摂取したときの応急処置は、高度な専門的判断を必要とし、昏睡や呼吸抑制が起きているようであれば直ちに救命救急が可能な医療機関に連れて行く必要がある。

□□□ ★★☆ ［Ⅲ］ **ブロモバレリル尿素**の反復摂取によって薬物依存の状態になっている場合は、自己の努力のみで依存からの離脱は困難であり、医療機関での診療が必要である。

□□□ ★★★ [Ⅳ] **ブロモバレリル尿素**、その水和物及びそれらの塩類を有効成分として含有する製剤は、「濫用《らんよう》等のおそれのあるものとして厚生労働大臣が指定する医薬品」である。

□□□ ★★☆ [Ⅲ] **ブロモバレリル尿素**は、少量でも眠気を催しやすい。

□□□ ★★★ [Ⅴ] **ブロモバレリル尿素**が配合された解熱鎮痛薬、催眠鎮静薬の服用後は、「運転操作をしないこと」とされている。

〈理由〉 眠気等が懸念されるため

□□□ ★★☆ [Ⅴ] **ブロモバレリル尿素**が配合された解熱鎮痛薬、催眠鎮静薬、乗物酔い防止薬の服用前後は、「飲酒しないこと」とされている。

〈理由〉 鎮静作用の増強が生じるおそれがあるため

□□□ ★★★ [Ⅲ] **ブロモバレリル尿素**は、妊婦等では、使用を避けるべきである。

□□□ ★★★ [Ⅴ] 妊婦等は、**ブロモバレリル尿素**を使用する前に「相談すること」とされている。

〈理由〉 胎児障害の可能性があり、使用を避けることが望ましいため

---

062 ベラドンナ総《そう》アルカロイド

分類 抗コリン成分

□□□ ★★☆［Ⅲ］ **ベラドンナ**は、ナス科の草本で、その葉や根に、副交感神経系から放出されるアセチルコリンの働きを抑える作用を示す**アルカロイド**を含む。

□□□ ★☆☆［Ⅴ］ 本剤(以下)によりアレルギー症状を起こしたことがある人は、本剤を「使用しないこと」とされている。

- ［クロルフェニラミンマレイン酸塩・**ベラドンナ総アルカロイド**・プソイドエフェドリン塩酸塩・カフェイン］の4成分を含有する鼻炎用内服薬
- ［クロルフェニラミンマレイン酸塩・**ベラドンナ総アルカロイド**・プソイドエフェドリン硫酸塩・カフェイン］の4成分を含有する鼻炎用内服薬

〈理由〉アレルギー症状の既往歴のある人が再度使用した場合、重篤なアレルギー性の副作用を生じる危険性が高まるため

---

063 防風通聖散《ぼうふうつうしょうさん》

分類	漢方処方製剤

□□□ ★★☆ ［Ⅲ］ **防風通聖散**は、体力充実して、腹部に皮下脂肪が多く、便秘がちなものの高血圧や肥満に伴う動悸・肩こり・のぼせ・むくみ・便秘、蓄膿症(副鼻腔炎)、湿疹・皮膚炎、ふきでもの(にきび)、肥満症に適す。

□□□ ★★☆ ［Ⅲ］ **防風通聖散**は、どのような肥満症にも適すわけではない。

□□□ ★★☆ ［Ⅲ］ **防風通聖散**は、体の虚弱な人、胃腸が弱く下痢しやすい人、発汗傾向の著しい人では、激しい腹痛を伴う下痢等の副作用が現れやすい等、不向きとされる。

□□□ ★★★ ［Ⅲ］ **防風通聖散**は、構成生薬としてカンゾウ、マオウ、ダイオウを含む。

□□□ ★★☆ ［Ⅲ］ **防風通聖散**は、小児に対する適用がない。

□□□ ★★☆ ［Ⅲ］ **防風通聖散**を使用するときは、他の瀉下薬との併用を避ける。

□□□ ★★★ ［Ⅲ］ **防風通聖散**は、肝機能障害、間質性肺炎、偽アルドステロン症、腸間膜静脈硬化症を生じることがある。

□□□ ★★☆ ［Ⅲ］ **防風通聖散**を便秘に用いる場合には、１週間位使用しても症状の改善がみられないときは、いったん使用を中止して専門家に相談する。

064 ポビドンヨード

分類 殺菌消毒成分(ヨウ素系)

□□□ ★★☆ [Ⅲ] **ポビドンヨード**は、ヨウ素をポリビニルピロリドン(PVP)と呼ばれる担体に結合させて水溶性とし、徐々にヨウ素が遊離して殺菌作用を示すように工夫されたものである。

□□□ ★★☆ [Ⅲ] 外皮用薬の**ポビドンヨード**は、口腔咽喉薬や含嗽薬として用いられる場合より高濃度で配合されているため、誤って原液を口腔粘膜に適用しない。

□□□ ★★☆ [Ⅲ] **ポビドンヨード**が配合された含嗽薬《がんそうやく》により、銀を含有する歯科材料(例：義歯《ぎし》)が変色することがある。

□□□ ★★☆ [V] 本剤(以下)によりアレルギー症状を起こしたことがある人は、本剤を「使用しないこと」とされている。

- **ポビドンヨード**が配合された含嗽薬、口腔咽喉薬、殺菌消毒薬

〈理由〉アレルギー症状の既往歴のある人が再度使用した場合、重篤なアレルギー性の副作用を生じる危険性が高まるため

065 マオウ

分類	生薬成分

□□□ ★★☆ ［Ⅲ］
マオウは、マオウ科の*Ephedra*《エフェドラ》 *sinica*《シニカ》 Stapf《シュタップ》、*Ephedra*《エフェドラ》 *intermedia*《インターミディア》 Schrenk《シュレンク》 et C.A. Meyer《マイヤー》 又は *Ephedra*《エフェドラ》 *equisetina*《エクイセチナ》 Bunge《ブンゲ》の地上茎《ちじょうけい》を基原とする。

□□□ ★★★ ［Ⅲ］
マオウは、アドレナリン作動成分と同様の作用を示すが、気管支拡張のほか、発汗促進、利尿の作用もある。

□□□ ★★☆ ［Ⅲ］
漢方処方製剤の麻黄湯《まおうとう》は、**マオウ**の含有量が多いため、体の虚弱な人では、使用を避ける。

□□□ ★★★ ［Ⅲ］
マオウは、中枢神経系に対する作用が強く、依存性がある。

□□□ ★★☆ ［Ⅲ］
マオウは、排尿困難を生じることがある。

□□□ ★★☆ ［Ⅴ］
排尿困難の症状がある人は、構成生薬として**マオウ**を含む漢方処方製剤を使用する前に「相談すること」とされている。

〈理由〉排尿筋の弛緩と括約筋の収縮が起こり、尿の貯留を来《きた》すおそれがあるため。特に、前立腺肥大症を伴っている場合には、尿閉を引き起こすおそれがあるため

□□□ ★★☆ ［Ⅲ］
高齢者は、心臓病や高血圧、糖尿病の基礎疾患がある場合が多く、また、一般的に心悸亢進《しんきこうしん》や血圧上昇、血糖値上昇を招きやすいので、**マオウ**について慎重な使用がなされるべきである。

□□□ ★★☆ [V] 高齢者は、**マオウ**が配合された内服薬を使用する前に「相談すること」とされている。

〈**理由**〉心悸亢進、血圧上昇、糖代謝促進を起こしやすいため

□□□ ★★☆ [Ⅲ] **マオウ**、**マオウ**を構成生薬とする漢方処方製剤では、気管支に対する作用のほか、交感神経系への刺激作用によって、心臓血管系や、肝臓でのエネルギー代謝等にも影響を生じることが考えられる。

□□□ ★★☆ [V] 甲状腺機能障害、甲状腺機能亢進症の診断を受けた人は、**マオウ**を使用する前に「相談すること」とされている。

〈**理由**〉甲状腺機能亢進症の主症状は、交感神経系の緊張等によってもたらされており、交感神経系を興奮させる成分は、症状を悪化させるおそれがあるため

□□□ ★★☆ [V] 高血圧の診断を受けた人は、**マオウ**を使用する前に「相談すること」とされている。

〈**理由**〉交感神経興奮作用により血圧を上昇させ、高血圧を悪化させるおそれがあるため

□□□ ★★☆ [V] 心臓病の診断を受けた人は、**マオウ**を使用する前に「相談すること」とされている。

〈**理由**〉心臓に負担をかけ、心臓病を悪化させるおそれがあるため

□□□ ★★☆ [V] 糖尿病の診断を受けた人は、**マオウ**を使用する前に「相談すること」とされている。

〈**理由**〉肝臓でグリコーゲンを分解して血糖値を上昇させる作用があり、糖尿病の症状を悪化させるおそれがあるため

---

066 マルツエキス

分類 瀉下成分

□□□ ★★☆ [Ⅲ] **マルツエキス**は、その主成分である麦芽糖が腸内細菌によって分解(発酵)して生じるガスによって便通を促す。

□□□ ★★☆ [Ⅲ] **マルツエキス**は、瀉下薬としては比較的作用が穏やかなため、主に乳幼児の便秘に用いられる。

□□□ ★★☆ [Ⅲ] 母乳不足又は調整乳希釈方法の誤りによって乳児の便秘が起こることもあるが、水分不足に起因する便秘に対して、**マルツエキス**の効果は期待できない。

□□□ ★★☆ [Ⅲ] **マルツエキス**は、麦芽糖《ばくがとう》を 60％以上含んでおり水飴状《みずあめじょう》で甘く、乳幼児の発育不良時の栄養補給にも用いられる。

□□□ ★★☆ [Ⅴ] １ヶ月未満の乳児(新生児)は、**マルツエキス**を使用する前に「相談すること」とされている。

〈理由〉 身体が非常に未熟であり、安易に瀉下薬を使用すると脱水症状を引き起こすおそれがあるため

067 メキタジン

分類　抗ヒスタミン成分

□□□ ★★☆ [Ⅲ] **メキタジン**は、ショック(アナフィラキシー)、肝機能障害、血小板減少を生じることがある。

□□□ ★★☆ [Ⅴ] 本剤の成分(**メキタジン**)によりアレルギー症状を起こしたことがある人は、本剤を「使用しないこと」とされている。

〈理由〉アレルギー症状の既往歴のある人が再度使用した場合、重篤なアレルギー性の副作用を生じる危険性が高まるため

---

068 メクリジン塩酸塩

分類　抗ヒスタミン成分

□□□ ★★☆ [Ⅲ] **メクリジン塩酸塩**は、専《もっぱ》ら乗物酔い防止薬に用いられている抗ヒスタミン成分である。

□□□ ★★★ [Ⅲ] **メクリジン塩酸塩**は、他の抗ヒスタミン成分と比べて作用が現れるのが遅く、持続時間が長い。

---

069 メチルエフェドリン塩酸塩

分類	アドレナリン作動成分
類似	メチルエフェドリンサッカリン塩

□□□ ★★☆ ［Ⅲ］ **メチルエフェドリン塩酸塩**は、他のアドレナリン作動成分に比べて中枢神経系に対する作用が強い。

□□□ ★★☆ ［Ⅲ］ **メチルエフェドリン塩酸塩**は、用法用量の範囲内で乳児への影響は不明であるが、吸収された成分の一部が乳汁中に移行する。

□□□ ★★☆ ［Ⅲ］ **メチルエフェドリン塩酸塩**の反復摂取によって依存を生じている場合は、自己努力のみで依存からの離脱は困難であり、医療機関での診療が必要である。

□□□ ★★☆ ［Ⅲ］ **メチルエフェドリン塩酸塩**は、アレルギー用薬では、鼻粘膜の充血や腫《は》れを和らげるほか、血管収縮作用により痒みを鎮める効果を期待して用いられることがある。

□□□ ★★☆ ［Ⅲ］ **メチルエフェドリン塩酸塩**は、依存性があり、長期間にわたって連用された場合、薬物依存につながるおそれがある。

□□□ ★★★ ［Ⅳ］ **メチルエフェドリン**、その水和物及びそれらの塩類を有効成分として含有する製剤は、「濫用等のおそれのあるものとして厚生労働大臣が指定する医薬品」である。

□□□ ★★☆ ［Ⅴ］ 授乳中の人は、**メチルエフェドリン塩酸塩**を使用する前に「相談すること」とされている。

〈理由〉 乳汁中に移行する可能性があるため

070 メチルオクタトロピン臭化物

分類	抗コリン成分

□□□ ★★☆ [Ⅲ] **メチルオクタトロピン臭化物**は、吸収された成分の一部が母乳中に移行する。

□□□ ★★★ [Ⅴ] **メチルオクタトロピン臭化物**の服用後は、「運転操作をしないこと」とされている。

〈理由〉 眠気、目のかすみ、異常なまぶしさを生じることがあるため

□□□ ★★☆ [Ⅴ] 授乳中の人は、**メチルオクタトロピン臭化物**を使用する前に「相談すること」とされている。

〈理由〉 乳汁中に移行する可能性があるため

071 メトカルバモール

☐☐☐ ★★☆ [Ⅲ]

メトカルバモールは、脊髄反射(骨格筋の緊張をもたらす)を抑制する作用があり、骨格筋の緊張を鎮め、いわゆる「筋肉のこり」を和らげる。

☐☐☐ ★★☆ [Ⅲ]

メトカルバモールは、骨格筋の異常緊張、痙攣《けいれん》・疼痛《とうつう》を伴う腰痛、肩こり、筋肉痛、関節痛、神経痛、打撲、捻挫《ねんざ》等に用いられる。

☐☐☐ ★★☆ [Ⅲ]

メトカルバモールは、鎮静作用があるため、眠気、めまい、ふらつきを生じることがあり、服用後は乗物又は機械類の運転操作を避けるとともに、鎮静成分が配合された他の医薬品の併用を避ける。

☐☐☐ ★☆☆ [Ⅲ]

メトカルバモールは、消化器系の副作用として、悪心《おしん》(吐きけ)・嘔吐、食欲不振、胃部不快感を生じることがある。

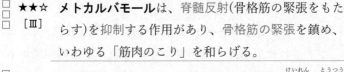

072 木《もく》クレオソート

分類 生薬成分

□□□ ★★☆ [Ⅲ] **木クレオソート**は、過剰な腸管の運動を正常化し、あわせて水分や電解質の分泌も抑える止瀉作用がある。

□□□ ★★☆ [Ⅲ] **木クレオソート**は、歯に使用の場合では、局所麻酔作用を示す。

□□□ ★☆☆ [Ⅲ] **木クレオソート**(木材が原料)は医薬品として使用されるが、石炭クレオソート(石炭が原料)については、発がん性のおそれがあるため、医薬品として使用できない。

073 ユビデカレノン

別名 コエンザイム Q10

□□□ ★★☆ ［Ⅲ］ **ユビデカレノン**は、肝臓や心臓などの臓器に多く存在し、エネルギー代謝に関与する酵素の働きを助ける成分で、摂取された栄養素からエネルギーが産生される際にビタミンB群とともに働く。

□□□ ★★☆ ［Ⅲ］ **ユビデカレノン**は、心筋の酸素利用効率を高めて収縮力を高めることによって血液循環の改善効果を示す。

□□□ ★★☆ ［Ⅲ］ **ユビデカレノン**は、軽度な心疾患により日常生活の身体活動を少し越えたときに起こる動悸、息切れ、むくみに用いられる。

□□□ ★★☆ ［Ⅲ］ 2週間位使用して症状の改善がみられない場合は、心臓以外の病気が原因である可能性もあり、**ユビデカレノン**の使用を漫然と継続することは適当でない。

□□□ ★☆☆ ［Ⅲ］ **ユビデカレノン**は、胃部不快感、食欲減退、吐きけ、下痢、発疹・痒みを生じることがある。

□□□ ★★☆ ［Ⅲ］ 小児の心疾患による動悸、息切れ、むくみがある場合は、医師の診療を受けることが優先されるべきであり、**ユビデカレノン**について、15歳未満の小児向けの製品はない。

□□□ ★★☆ ［Ⅲ］ **ユビデカレノン**は、心臓の病気で医師の治療又は指示を受けている人では、その処置が優先されるべきであり、使用前に相談するべきである。

□□□ ★★☆ [Ⅲ] **ユビデカレノン**は、高血圧症、呼吸器疾患、腎臓病、甲状腺機能の異常、貧血の基礎疾患がある人では、これらの疾患が原因となって動悸、息切れ、むくみが起こることもあるので、使用前に相談するべきである。

□□□ ★★☆ [Ⅲ] **ユビデカレノン**は、作用が増強されて心臓に負担を生じたり、副作用が現れやすくなるため、強心薬との併用を避ける。

… ③黄色について整理しよう！ …

•アレルゲンとなり得る添加物として、**黄色 4 号**(タートラジン)、カゼイン、亜硫酸塩等が知られている。	[Ⅰ]
•サントニンの服用後、一時的に物が**黄色く**見えたり、耳鳴り、口渇を生じることがある。	[Ⅲ]
•ビタミン B2 (リボフラビン)の服用後、尿が**黄色く**なることがあるが、副作用等の異常ではない。	[Ⅲ]
•アクリノールは、**黄色**の色素で、衣類に付着すると**黄色く**着色してしまう。	[Ⅲ]
•緊急安全性情報は、A4 サイズの**黄色地**の印刷物で、イエローレターとも呼ばれる。	[Ⅴ]

074 ヨードチンキ

分類 殺菌消毒成分(ヨウ素系)

□□□ ★★☆ [Ⅲ] **ヨードチンキ**は、ヨウ素及びヨウ化カリウムをエタノールに溶解させたものである。

□□□ ★★☆ [Ⅲ] **ヨードチンキ**は、皮膚刺激性が強く、口唇等の粘膜や目のまわりへの使用を避ける。

□□□ ★★☆ [Ⅲ] **ヨードチンキ**は、化膿している部位では、かえって症状を悪化させるおそれがある。

□□□ ★★☆ [Ⅴ] 本剤(以下)によりアレルギー症状を起こしたことがある人は、本剤を「使用しないこと」とされている。

- **ヨードチンキ**を含有するみずむし・たむし用薬

〈理由〉 アレルギー症状の既往歴のある人が再度使用した場合、重篤なアレルギー性の副作用を生じる危険性が高まるため

---

075 硫酸ナトリウム

分類	瀉下成分(無機塩類)

□□□ ★★☆ [Ⅲ] **硫酸ナトリウム**は、腸内容物の浸透圧を高めることで糞便中の水分量を増し、また、大腸を刺激して排便を促す。

□□□ ★★☆ [V] 心臓病の診断を受けた人は、**硫酸ナトリウム**を使用する前に「相談すること」とされている。

〈理由〉 血液中の電解質のバランスが損なわれ、心臓の負担が増加し、心臓病を悪化させるおそれがあるため

□□□ ★★☆ [V] 腎臓病の診断を受けた人は、**硫酸ナトリウム**が配合された**瀉下薬**を使用する前に「相談すること」とされている。

〈理由〉 無機塩類(ナトリウム)の排泄が遅れたり、体内貯留が現れやすいため

---

076 苓桂朮甘湯《りょうけいじゅつかんとう》

分類 漢方処方製剤

□□□ ★★☆ [Ⅲ] **苓桂朮甘湯**は、体力中等度以下で、めまい、ふらつきがあり、ときにのぼせや動悸があるものの立ちくらみ、めまい、頭痛、耳鳴り、動悸、息切れ、神経症、神経過敏に適す。

□□□ ★★☆ [Ⅲ] **苓桂朮甘湯**は、強心作用が期待される生薬を含まない。

□□□ ★★☆ [Ⅲ] **苓桂朮甘湯**は、主に利尿作用により、水毒《すいどく》の排出を促すことを主眼とする。

□□□ ★★☆ [Ⅲ] **苓桂朮甘湯**は、構成生薬としてカンゾウを含む。

□□□ ★★☆ [Ⅲ] **苓桂朮甘湯**は、高血圧、心臓病、腎臓病の診断を受けた人では、カンゾウ中のグリチルリチン酸による偽アルドステロン症を生じやすい。

□□□ ★★☆ [Ⅲ] 動悸や息切れの症状は、高血圧、心臓病、腎臓病の基礎疾患によっても起こることがあるため、**苓桂朮甘湯**を使用しようとする人の状況の把握に努めることが重要である。

□□□ ★☆☆ [Ⅲ] **苓桂朮甘湯**は、比較的長期間(1ヶ月位)服用されることがある。

077 ロートエキス

分類 生薬成分

□□□ ★★☆ ［Ⅲ］ **ロートエキス**は、ナス科のハシリドコロ、*Scopolia*《スコポリア》 *carniolica*《カルニオリカ》 Jacquin《ジャカン》又は*Scopolia*《スコポリア》 *parviflora*《パルビフローラ》 Nakai《ナカイ》の根茎《こんけい》及び根を基原とする生薬(ロートコン)の抽出物である。

□□□ ★★☆ ［Ⅲ］ **ロートエキス**は、抗コリン作用を示すアルカロイド(例：スコポラミン)を豊富に含む。

□□□ ★★☆ ［Ⅲ］ **ロートエキス**は、胃の薬では、副交感神経の伝達物質であるアセチルコリンの働きを抑えることにより、過剰な胃液の分泌を抑える。

□□□ ★★☆ ［Ⅲ］ **ロートエキス**は、胃腸鎮痛鎮痙薬では、副交感神経の伝達物質であるアセチルコリンと受容体の反応を妨げることで、その働きを抑えることにより、鎮痛鎮痙のほか、胃酸過多や胸やけに対する効果を期待して用いられる。

□□□ ★★☆ ［Ⅲ］ **ロートエキス**を含有する胃腸薬は、胃腸鎮痛鎮痙薬、乗物酔い防止薬との併用を避ける。

□□□ ★★★ ［Ⅲ］ **ロートエキス**は、吸収された成分の一部が母乳中に移行して乳児の脈が速くなる(頻脈《ひんみゃく》)おそれがあるため、母乳を与える女性では、使用を避けるか、又は使用期間中の授乳を避ける。

□□□ ★★☆ ［Ⅲ］ **ロートエキス**により、母乳が出にくくなることがある。

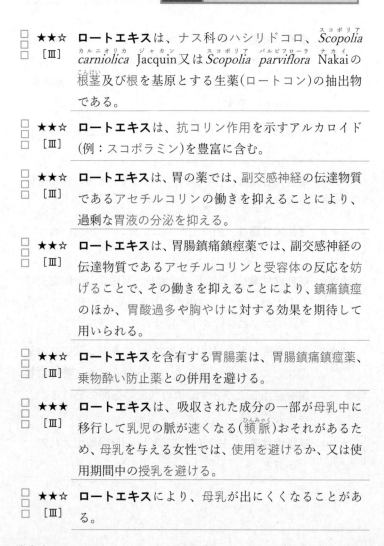

□□□ ★☆☆ [Ⅲ] 収斂保護止血成分のタンニン酸は、外用痔疾用薬では、以下のように、鎮痛鎮痙作用を示す**ロートエキス**と組み合わせて用いられることもある。

- ロートエキス・タンニン坐剤
- 複方《ふくほう》ロートエキス・タンニン軟膏

□□□ ★★☆ [Ⅴ] **ロートエキス**が配合された止瀉薬の服用後は、「運転操作をしないこと」とされている。

〈理由〉 眠気等が懸念されるため

□□□ ★★☆ [Ⅴ] 高齢者は、**ロートエキス**が配合された内服薬、外用痔疾用薬(坐薬、注入軟膏)を使用する前に「相談すること」とされている。

〈理由〉 緑内障の悪化、口渇、排尿困難又は便秘の副作用が現れやすいため

□□□ ★★☆ [Ⅴ] 排尿困難の症状がある人は、**ロートエキス**を使用する前に「相談すること」とされている。

〈理由〉 排尿筋の弛緩と括約筋の収縮が起こり、尿の貯留を来《きた》すおそれがあるため。特に、前立腺肥大症を伴っている場合には、尿閉を引き起こすおそれがあるため

□□□ ★★☆ [Ⅴ] 心臓病の診断を受けた人は、**ロートエキス**を使用する前に「相談すること」とされている。

〈理由〉 心臓に負担をかけ、心臓病を悪化させるおそれがあるため

□□□ ★★☆ [Ⅴ] 緑内障の診断を受けた人は、**ロートエキス**を使用する前に「相談すること」とされている。

〈理由〉 抗コリン作用によって房水流出路(房水通路《ぼうすいつうろ》)が狭くなり、眼圧が上昇し、緑内障を悪化させるおそれがあるため

---

078 ロペラミド塩酸塩

分類	止瀉成分

□□□ ★★★ [Ⅲ] **ロペラミド塩酸塩**は、食べすぎ・飲みすぎ、寝冷えによる下痢に用いられる。

□□□ ★★★ [Ⅲ] 食あたりや水あたりによる下痢は、**ロペラミド塩酸塩**の適用対象でない。

□□□ ★☆☆ [Ⅲ] **ロペラミド塩酸塩**には、水分や電解質の分泌を抑える作用がある。

□□□ ★★☆ [Ⅲ] **ロペラミド塩酸塩**は、腸管の運動を低下させる作用を示し、胃腸鎮痛鎮痙薬との併用を避ける。

□□□ ★★☆ [Ⅲ] **ロペラミド塩酸塩**には、中枢神経系を抑制する作用があり、めまいや眠気を生じることがあるため、乗物又は機械類の運転操作を避ける。

□□□ ★★☆ [Ⅲ] 中枢抑制作用が増強するおそれがあるため、**ロペラミド塩酸塩**の服用時は飲酒をしない。

□□□ ★★☆ [Ⅲ] **ロペラミド塩酸塩**の使用は、短期間にとどめ、2〜3日間使用しても症状の改善がみられないときは医師の診療を受ける。

□□□ ★★☆ [Ⅲ] **ロペラミド塩酸塩**は、効き目が強すぎて便秘が現れ、まれにイレウス様症状を生じることもあり、便秘を避けなければならない肛門疾患がある人では、使用を避けるべきである。

□□□ ★★☆ [V] 便秘を避けなければならない肛門疾患のある人は、**ロペラミド塩酸塩**を使用する前に「相談すること」とされている。

〈理由〉便秘が引き起こされることがあるため

□□□ ★★☆ [Ⅲ] **ロペラミド塩酸塩**は、ショック(アナフィラキシー)、皮膚粘膜眼症候群、中毒性表皮壊死融解症を生じることがある。

□□□ ★★☆ [V] 本剤の成分(**ロペラミド塩酸塩**)によりアレルギー症状を起こしたことがある人は、本剤を「使用しないこと」とされている。

〈理由〉アレルギー症状の既往歴のある人が再度使用した場合、重篤なアレルギー性の副作用を生じる危険性が高まるため

□□□ ★★☆ [Ⅲ] **ロペラミド塩酸塩**を含む一般用医薬品は、15 歳未満の小児では、適用がない。

□□□ ★★★ [V] 15 歳未満の小児は、**ロペラミド**を「使用しないこと」とされている。

〈理由〉外国で乳幼児が過量摂取した場合に、中枢神経系障害、呼吸抑制、腸管壊死に至る麻痺性《まひせい》イレウスを起こしたとの報告があるため

□□□ ★★☆ [Ⅲ] **ロペラミド塩酸塩**は、吸収された成分の一部が乳汁中に移行することが知られており、母乳を与える女性では、使用を避けるか、又は使用期間中の授乳を避けるべきである。

□□□ ★★☆ [V] 授乳中の人は、**ロペラミド塩酸塩**を使用する前に「相談すること」とされている。

〈理由〉乳汁中に移行する可能性があるため

第1節 有効成分

□□□ ★★☆ [Ⅲ]

発熱を伴う下痢や、血便《けつべん》のある場合又は粘液便《ねんえきべん》が続く場合は、**ロペラミド塩酸塩**の適用対象でない可能性があり、症状の悪化、治療期間の延長を招くおそれがあるため、安易な使用を避けるべきである。

□□□ ★★☆ [V]

以下の人は、**ロペラミド塩酸塩**を使用する前に「相談すること」とされている。

- 急性のはげしい下痢又は腹痛・腹部膨満感・吐き気等を伴う下痢の症状がある人
- 発熱を伴う下痢、血便又は粘液便の続く人

〈理由〉下痢を止めるとかえって症状を悪化させることがあるため

第２節
成分分類

有効成分の分類に共通する事項について、きちんと理解できているかを確認していきましょう。

個々の有効成分に関する特記事項は、第１節で確認しましょう。

079 アドレナリン作動成分

□□□ ★★☆ [Ⅱ]

アドレナリン作動成分とは、効果器に対してアドレナリン様《よう》の作用を有する成分をいう。

□□□ ★★☆ [Ⅲ]

以下は、**アドレナリン作動成分**である。

- プソイドエフェドリン塩酸塩【P84】
- メチルエフェドリン塩酸塩【P97】
- メチルエフェドリンサッカリン塩【P97】
- エフェドリン塩酸塩
- テトラヒドロゾリン塩酸塩
- トリメトキノール塩酸塩水和物
- ナファゾリン塩酸塩
- ナファゾリン硝酸塩
- フェニレフリン塩酸塩
- メトキシフェナミン塩酸塩

□□□ ★★☆ [Ⅲ]

アドレナリン作動成分は、かぜ薬では、鼻粘膜の充血を和らげ、気管・気管支を拡げる。

□□□ ★★☆ [Ⅲ]

アドレナリン作動成分は、鎮咳去痰薬では、気管支拡張成分として、交感神経系を刺激して気管支を拡張させる作用を示し、呼吸を楽にして咳や喘息の症状を鎮める。

□□□ ★★☆ [Ⅲ]

アドレナリン作動成分は、鎮咳去痰薬では、気管支に対する作用のほか、交感神経系への刺激作用によって、心臓血管系や、肝臓でのエネルギー代謝等にも影響を生じる。

□□□ ★★☆ [Ⅲ] **アドレナリン作動成分**は、外用痔疾用薬では、止血成分として、血管収縮作用による止血効果が期待できる。

□□□ ★★☆ [Ⅲ] **アドレナリン作動成分**は、鼻炎用内服薬では、交感神経系を刺激して鼻粘膜の血管を収縮させることにより、鼻粘膜の充血や腫《は》れを和らげる。

□□□ ★★☆ [Ⅲ] **アドレナリン作動成分**は、鼻炎用点鼻薬では、交感神経系を刺激して鼻粘膜を通っている血管を収縮させることにより、鼻粘膜の充血や腫れを和らげる。

□□□ ★★★ [Ⅲ] **アドレナリン作動成分**が配合された点鼻薬は、過度に使用されると鼻粘膜の血管が反応しなくなり、逆に血管が拡張して二次充血を招き、鼻づまり(鼻閉)がひどくなりやすい。

□□□ ★★☆ [Ⅲ] **アドレナリン作動成分**は、鎮咳去痰薬、外用痔疾用薬、点眼薬にも配合され、これらと鼻炎用点鼻薬の併用がなされた場合、成分が重複して、効き目が強すぎたり、副作用が現れやすくなる。

□□□ ★★☆ [Ⅲ] **アドレナリン作動成分**は、眼科用薬では、結膜を通っている血管を収縮させて、目の充血を除去する。

□□□ ★★☆ [Ⅲ] **アドレナリン作動成分**が配合された眼科用薬は、緑内障と診断された人では、眼圧の上昇をまねき、緑内障を悪化させたり、その治療を妨げるおそれがあるため、使用前に相談するべきである。

□□□ ★★☆ [Ⅲ] **アドレナリン作動成分**が配合された眼科用薬は、連用又は頻回に使用すると、異常なまぶしさを感じたり、かえって充血を招くことがある。

□□□ ★★☆ [Ⅲ]

アドレナリン作動成分は、外皮用薬では、血管収縮成分として、創傷面に浸透して、その部位を通っている血管を収縮させることによる止血効果を期待して用いられる。

□□□ ★★☆ [Ⅲ]

高齢者は、心臓病や高血圧、糖尿病の基礎疾患がある場合が多く、また、一般的に心悸亢進《しんきこうしん》や血圧上昇、血糖値上昇を招きやすいので、**アドレナリン作動成分**について慎重な使用がなされるべきである。

□□□ ★★☆ [Ⅴ]

高齢者は、**アドレナリン作動成分**が配合された内服薬、外用痔疾用薬(坐薬、注入軟膏)を使用する前に「相談すること」とされている。

〈理由〉 心悸亢進、血圧上昇、糖代謝促進を起こしやすいため

□□□ ★★☆ [Ⅴ]

甲状腺機能障害、甲状腺機能亢進症の診断を受けた人は、**アドレナリン作動成分**(プソイドエフェドリン塩酸塩 **【P84】** を除く)を使用する前に「相談すること」とされている。

〈理由〉 甲状腺機能亢進症の主症状は、交感神経系の緊張等によってもたらされており、交感神経系を興奮させる成分は、症状を悪化させるおそれがあるため

□□□ ★★☆ [Ⅴ]

高血圧の診断を受けた人は、**アドレナリン作動成分**(プソイドエフェドリン塩酸塩 **【P84】** を除く)を使用する前に「相談すること」とされている。

〈理由〉 交感神経興奮作用により血圧を上昇させ、高血圧を悪化させるおそれがあるため

□□□ ★★☆ [V] 心臓病の診断を受けた人は、**アドレナリン作動成分**(プソイドエフェドリン塩酸塩**【P84】**を除く)を使用する前に「相談すること」とされている。

〈理由〉心臓に負担をかけ、心臓病を悪化させるおそれがあるため

□□□ ★★☆ [V] 糖尿病の診断を受けた人は、**アドレナリン作動成分**(プソイドエフェドリン塩酸塩**【P84】**を除く)を使用する前に「相談すること」とされている。

〈理由〉肝臓でグリコーゲンを分解して血糖値を上昇させる作用があり、糖尿病の症状を悪化させるおそれがあるため

---

080 アルミニウムを含む胃腸薬の成分

□□□ ★★☆ [Ⅲ]

以下は、**アルミニウム**を含む成分である。

制酸成分【P150】
・乾燥水酸化アルミニウムゲル ・ジヒドロキシアルミニウムモノアセテート ・合成ヒドロタルサイト ・メタケイ酸アルミン酸マグネシウム
胃粘膜保護・修復成分
・アルジオキサ ・スクラルファート
止瀉成分(吸着成分)
・天然ケイ酸アルミニウム ・ヒドロキシナフトエ酸アルミニウム

□□□ ★★☆ [Ⅲ]

アルミニウムを含む制酸成分は、中和反応によって胃酸の働きを弱める。

□□□ ★★☆ [Ⅲ]

アルミニウムを含む胃粘膜保護・修復成分は、胃粘液の分泌を促す、胃粘膜を覆って胃液による消化から保護する、荒れた胃粘膜の修復を促す。

□□□ ★★☆ [Ⅲ]

アルミニウムを含む止瀉成分(吸着成分)は、腸管内の異常発酵等によって生じた有害な物質を吸着させる。

□□□ ★★☆ [Ⅲ] **アルミニウム**を含む成分は、止瀉成分でもあることから、止瀉を目的しない医薬品では、便秘の症状に注意する。

□□□ ★★★ [V] 透析療法を受けている人は、**アルミニウム**を含む成分が配合された胃腸薬を「使用しないこと」とされている。

〈**理由**〉長期間服用した場合に、アルミニウム脳症及びアルミニウム骨症を発症したとの報告があるため

□□□ ★★★ [V] **アルミニウム**を含む成分が配合された胃腸薬は、「長期連用しないこと」とされている。

〈**理由**〉長期連用により、アルミニウム脳症及びアルミニウム骨症を生じるおそれがあるため

□□□ ★★★ [V] 腎臓病の診断を受けた人は、**アルミニウム**を含む成分が配合された胃腸薬を使用する前に「相談すること」とされている。

〈**理由**〉過剰のアルミニウムイオンが体内に貯留し、アルミニウム脳症、アルミニウム骨症を生じるおそれがあるため。また、使用する場合には、医療機関において定期的に血中アルミニウム、リン、カルシウム、アルカリフォスファターゼ等の測定を行う必要があるため

---

081 イミダゾール系抗真菌成分

□□□ ★★☆ [Ⅲ] 以下は、**イミダゾール系抗真菌成分**である。

- エコナゾール硝酸塩
- オキシコナゾール硝酸塩
- クロトリマゾール
- スルコナゾール硝酸塩
- チオコナゾール
- ネチコナゾール塩酸塩
- ビホナゾール
- ミコナゾール硝酸塩

□□□ ★★☆ [Ⅲ] **イミダゾール系抗真菌成分**は、細胞膜を構成する成分の産生を妨げたり、細胞膜の透過性を変化させることにより、皮膚糸状菌の増殖を抑える。

□□□ ★☆☆ [Ⅲ] **イミダゾール系抗真菌成分**は、かぶれ、腫《は》れ、刺激感を生じることがある。

□□□ ★★☆ [Ⅲ] **イミダゾール系抗真菌成分**が配合された製品を使用して、かぶれを生じたことがある人は、他の**イミダゾール系抗真菌成分**が配合された製品の使用を避けるべきである。

---

082 オキサジアゾール系殺虫成分

□□□ ★★☆ ［Ⅲ］
以下は、**オキサジアゾール系殺虫成分**である。

・メトキサジアゾン

□□□ ★★☆ ［Ⅲ］
オキサジアゾール系殺虫成分は、アセチルコリンエステラーゼの阻害によって殺虫作用を示すが、有機リン系殺虫成分と異なり、アセチルコリンエステラーゼとの結合は可逆的である。

□□□ ★★☆ ［Ⅲ］
オキサジアゾール系殺虫成分は、ピレスロイド系殺虫成分に抵抗性を示す害虫の駆除に用いられる。

□□□ ★★☆ ［Ⅲ］
オキサジアゾール系殺虫成分は、一般に有機リン系殺虫成分に比べて毒性は低いが、高濃度又は多量に曝露して呼吸困難等の症状が見られたときは、医師の診療を受ける。

---

083 カーバメイト系殺虫成分

□□□ ★★★ [Ⅲ]
以下は、**カーバメイト系殺虫成分**である。

・プロポクスル

□□□ ★★★ [Ⅲ]
カーバメイト系殺虫成分は、アセチルコリンエステラーゼの阻害によって殺虫作用を示すが、有機リン系殺虫成分と異なり、アセチルコリンエステラーゼとの結合は可逆的である。

□□□ ★★☆ [Ⅲ]
カーバメイト系殺虫成分は、ピレスロイド系殺虫成分に抵抗性を示す害虫の駆除に用いられる。

□□□ ★★☆ [Ⅲ]
カーバメイト系殺虫成分は、一般に有機リン系殺虫成分に比べて毒性は低いが、高濃度又は多量に曝露して呼吸困難等の症状が見られたときは、医師の診療を受ける。

084 カフェインを含む成分

分類 キサンチン系成分

□□□ ★★☆ [Ⅲ] 以下は、**カフェイン**を含む成分である。

- 安息香酸《あんそくこうさん》ナトリウムカフェイン
- カフェイン
- クエン酸カフェイン
- 無水《むすい》カフェイン

□□□ ★★☆ [Ⅲ] **カフェイン**は、かぜ薬では、解熱鎮痛成分(生薬成分を除く)の鎮痛作用を補助する。

□□□ ★★☆ [Ⅲ] **カフェイン**は、解熱鎮痛薬では、解熱鎮痛成分の鎮痛作用を増強し、また、中枢神経系を刺激して頭をすっきりさせたり、疲労感・倦怠感を和らげる。

□□□ ★★☆ [Ⅲ] アセトアミノフェン、**カフェイン**、エテンザミドの組合せは、「ACE処方」と呼ばれる。

□□□ ★★☆ [Ⅲ] **カフェイン**は、鎮暈薬(乗物酔い防止薬)では、脳に軽い興奮を起こさせて平衡感覚の混乱によるめまいを軽減させ、また、乗物酔いに伴う頭痛を和らげる。

□□□ ★★☆ [Ⅲ] かぜ薬、解熱鎮痛薬、鎮暈薬(乗物酔い防止薬)に**カフェイン**が配合されているからといって、抗めまい成分、抗ヒスタミン成分、抗コリン成分又は鎮静成分の作用による眠気は解消されない。

□□□ ★★☆ [Ⅲ] **カフェイン**は、眠気防止薬では、脳に軽い興奮状態を引き起こし、一時的に眠気や倦怠感を抑える。

□□□ ★★☆ [Ⅲ] **カフェイン**の作用により脳が過剰に興奮すると、振戦《しんせん》(震《ふる》え)、めまい、不安、不眠、頭痛を生じることがある。

□□□ ★★☆ [Ⅲ] **カフェイン**の眠気防止に関連しない作用として、腎臓におけるナトリウムイオン(同時に水分)の再吸収抑制があり、尿量の増加(利尿)をもたらす。

□□□ ★★★ [Ⅲ] 眠気防止薬における 1 回摂取量は**カフェイン**として 200 mg、1 日摂取量は 500 mg が上限とされている。

□□□ ★★★ [Ⅲ] **カフェイン**は、眠気防止薬以外の医薬品(例：かぜ薬、解熱鎮痛薬、乗物酔い防止薬、滋養強壮保健薬)、医薬部外品(例：ビタミン含有保健剤)、食品(例：お茶、コーヒー)にも含まれているため、それらが眠気防止薬と同時に摂取されると**カフェイン**が過量となり、中枢神経系や循環器系等への作用が強く現れるおそれがある。

□□□ ★★★ [Ⅴ] **カフェイン**を含む成分を主薬とする眠気防止薬は、コーヒーやお茶等の**カフェイン**を含有する飲料と、「同時に服用しないこと」とされている。

〈理由〉 **カフェイン**が過量摂取となり、中枢神経系、循環器系等に作用が強く現れるおそれがあるため

□□□ ★★☆ [Ⅲ] 妊娠中に眠気防止薬を使用した場合、吸収されて循環血液中に移行した**カフェイン**の一部は、血液－胎盤関門を通過して胎児に到達することが知られており、明らかにされていないが、胎児の発達に影響を及ぼす可能性がある。

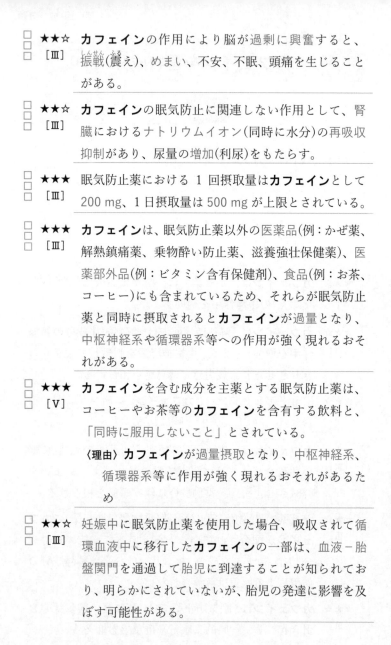

□□□ ★★☆ [Ⅲ] 摂取された**カフェイン**の一部は、乳汁中に移行するが、乳児は肝臓が未発達なため、その代謝にはより多くの時間を要する。

□□□ ★☆☆ [Ⅲ] **カフェイン**の血中濃度が最高血中濃度の半分に低減する時間は、通常の成人が約 3.5 時間であるのに対して、乳児では約 80 時間と非常に長い。

□□□ ★★★ [Ⅲ] 授乳中の女性が**カフェイン**を大量に摂取したり、連用した場合には、乳児の体内に**カフェイン**が蓄積して、頻脈《ひんみゃく》や不眠等を引き起こす可能性があるので、授乳期間中はカフェインの総摂取量が継続して多くならないよう留意する。

□□□ ★★★ [Ⅴ] 授乳中の人は、かぜ薬、解熱鎮痛薬、眠気防止薬、乗物酔い防止薬、鎮咳去痰薬(**カフェイン**として１回分量 100 mg 以上を含有する場合)を使用する前に「相談すること」とされている。

〈理由〉 乳汁中に移行する可能性があるため

□□□ ★★★ [Ⅲ] **カフェイン**は、心筋を興奮させる作用があり、動悸を生じることがある。

□□□ ★★★ [Ⅴ] 心臓病の診断を受けた人は、**カフェイン**を含む成分を主薬とする眠気防止薬を「使用しないこと」とされている。

〈理由〉 徐脈《じょみゃく》又は頻脈《ひんみゃく》を引き起こし、心臓病の症状を悪化させるおそれがあるため

□□□ ★★★ [Ⅴ] 胃酸過多の症状がある人は、**カフェイン**を含む成分を主薬とする眠気防止薬を「使用しないこと」とされている。

〈理由〉 **カフェイン**が胃液の分泌を亢進し、症状を悪化させるおそれがあるため

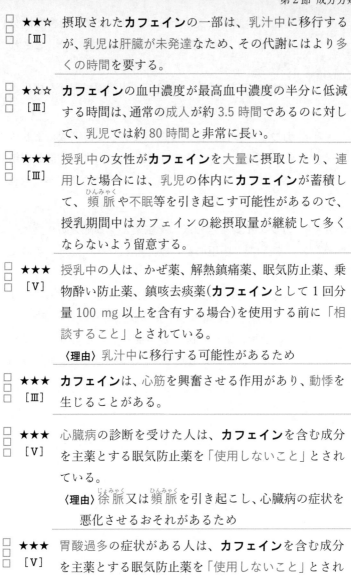

□□□ ★★★ [V] 胃潰瘍の診断を受けた人は、**カフェイン**を含む成分を主薬とする眠気防止薬を「使用しないこと」とされている。

〈理由〉胃液の分泌が亢進し、胃潰瘍の症状を悪化させるおそれがあるため

□□□ ★★☆ [Ⅲ] **カフェイン**は、作用は弱いながら反復摂取により依存を形成するという性質があるため、「短期間の服用にとどめ、連用しないこと」という注意喚起がなされている。

□□□ ★★☆ [V] **カフェイン**を含む成分を主薬とする眠気防止薬は、「短期間の服用にとどめ、連用しないこと」とされている。

〈理由〉眠気防止薬は、一時的に緊張を要する場合に居眠りを防止する目的で使用されるものであり、連用によって睡眠が不要になるというものではなく、短期間の使用にとどめ、適切な睡眠を摂る必要があるため

---

085 カルシウムを含む胃腸薬等の成分

□□□ ★☆☆ [Ⅱ] **カルシウム**は、生体の生理機能に関与する重要な物質で、細胞内において微量で筋組織の収縮、神経の伝達調節などに働いている。

□□□ ★★☆ [Ⅲ] **カルシウム**は、骨や歯の形成に必要な栄養素であり、筋肉の収縮、血液凝固、神経機能にも関与する。

□□□ ★★☆ [Ⅲ] 以下は、**カルシウム**を含む成分である。

- 炭酸カルシウム
- 沈降《ちんこう》炭酸カルシウム
- クエン酸カルシウム
- グルコン酸カルシウム
- 乳酸カルシウム
- 乳酸カルシウム水和物
- リン酸水素カルシウム
- リン酸水素カルシウム水和物
- 無水リン酸水素カルシウム

□□□ ★★☆ [Ⅲ] **カルシウム**を含む制酸成分は、中和反応によって胃酸の働きを弱める。

□□□ ★★☆ [Ⅲ] **カルシウム**を含む止瀉成分(吸着成分)は、腸管内の異常発酵等によって生じた有害な物質を吸着させる。

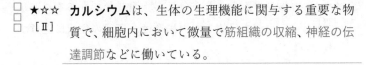

□□□ ★★☆ [Ⅲ] カルシウム主薬製剤は、**カルシウム**を含む成分が主薬として配合された製剤で、虚弱体質、腺病質《せんびょうしつ》における骨歯の発育促進、妊娠・授乳期の骨歯の脆弱予防に用いられる。

□□□ ★★☆ [Ⅲ] **カルシウム**を含む成分は、止瀉成分でもあることから、止瀉を目的しない場合は、便秘の症状に注意する。

□□□ ★★☆ [Ⅲ] **カルシウム**を含む成分を配合している医薬品の併用によって、作用が強くなりすぎる可能性があるほか、カルシウムの過剰症である高カルシウム血症を生じるおそれがある。

□□□ ★★☆ [Ⅴ] 甲状腺機能障害、甲状腺機能亢進症の診断を受けた人は、以下の**カルシウム**を含む成分を使用する前に「相談すること」とされている。

- 水酸化アルミニウム・炭酸マグネシウム・炭酸カルシウム共沈《きょうちん》生成物
- 沈降炭酸カルシウム
- 乳酸カルシウム水和物
- 無水リン酸水素カルシウム
- リン酸水素カルシウム水和物

〈理由〉甲状腺ホルモンの吸収を阻害するおそれがあるため

---

086 局所麻酔成分

□□□ ★★☆ [Ⅲ] **局所麻酔成分**は、刺激の神経伝導を可逆的に遮断する。

□□□ ★★☆ [Ⅲ] 以下は、**局所麻酔成分**である。

- アミノ安息香酸エチル【P20】
- オキセサゼイン【P33】
- ジブカイン塩酸塩
- テーカイン
- テシットデシチン
- プロカイン塩酸塩
- リドカイン
- リドカイン塩酸塩

□□□ ★★☆ [Ⅲ] **局所麻酔成分**は、鎮暈薬(乗物酔い防止薬)では、胃粘膜への麻酔作用によって嘔吐刺激を和らげ、乗物酔いに伴う吐きけを抑える。

□□□ ★★☆ [Ⅲ] **局所麻酔成分**は、胃腸鎮痛鎮痙薬では、消化管の粘膜及び平滑筋に対する麻酔作用による鎮痛鎮痙の効果を期待して用いられる。

□□□ ★★☆ [Ⅲ] **局所麻酔成分**は、外用痔疾用薬では、適用された皮膚や粘膜などの局所周辺の知覚神経に作用し、痔に伴う痛み・痒《かゆ》みを和らげる。

□□□ ★★☆ [Ⅲ] **局所麻酔成分**は、鼻炎用点鼻薬では、鼻粘膜の過敏性や痛み、痒みを抑える

□□□ ★★☆ [Ⅲ] **局所麻酔成分**は、外皮用薬では、きり傷、擦《す》り傷、掻《か》き傷等の創傷面の痛みや、湿疹、皮膚炎、かぶれ、あせも、虫さされ等による皮膚の痒みを和らげる。

□□□ ★★☆ [Ⅲ] **局所麻酔成分**は、歯痛薬(外用)では、齲蝕《うしょく》により露出した歯髄《しずい》を通っている知覚神経の伝達を遮断して痛みを鎮める。

… ④黒色について整理しよう！ …

・消化性潰瘍になると、消化管出血に伴って糞便が**黒く**なる。	[Ⅱ]
・鉄製剤を服用すると、便が**黒く**なる。	[Ⅲ]

087 去痰《きょたん》成分

□□□ ★★☆ [Ⅲ]

以下の**去痰成分**は、気道粘膜からの粘液の分泌を促進する作用を示し、痰の切れを良くする。

- グアイフェネシン
- グアヤコールスルホン酸カリウム
- クレゾールスルホン酸カリウム

□□□ ★★☆ [Ⅲ]

以下の**去痰成分**は、痰の中の粘性タンパク質を溶解・低分子化して粘性を減少させ、痰の切れを良くする。

- エチルシステイン塩酸塩
- メチルシステイン塩酸塩
- カルボシステイン

□□□ ★★☆ [Ⅲ]

以下の**去痰成分**は、粘液成分の含量比を調整して、痰の切れを良くする。

- カルボシステイン

□□□ ★★☆ [Ⅲ]

以下の**去痰成分**は、分泌促進、溶解低分子化、線毛運動促進の作用を示し、痰の切れを良くする。

- ブロムヘキシン塩酸塩

---

088 解熱鎮痛成分

□□□ ★★☆ ［Ⅲ］

以下は、**解熱鎮痛成分**(化学的に合成された成分。以下、略)である。

- アスピリン【P15】
- アスピリンアルミニウム【P15】
- サザピリン【P49】
- サリチル酸ナトリウム【P51】
- エテンザミド【P30】
- サリチルアミド【P50】
- アセトアミノフェン【P17】
- イブプロフェン【P23】
- イソプロピルアンチピリン【P21】

□□□ ★☆☆ ［Ⅲ］

解熱鎮痛成分は、悪寒・発熱時の解熱のほか、以下の鎮痛に用いられる。

•頭痛	•筋肉痛
•歯痛	•肩こり痛
•抜歯《ばっし》後の疼痛《とうつう》	•打撲痛
•咽喉痛《いんこうつう》(喉の痛み)	•骨折痛
•耳痛《じつう》	•捻挫痛
•関節痛	•月経痛(生理痛)
•神経痛	•外傷痛
•腰痛	

□□□ ★★☆［Ⅲ］ **解熱鎮痛成分**による解熱は、中枢神経系におけるプロスタグランジンの産生抑制のほか、腎臓における水分の再吸収を促して循環血流量を増し、発汗を促進する作用も寄与している。

□□□ ★★☆［Ⅲ］ **解熱鎮痛成分**(アセトアミノフェンを除く)は、局所のプロスタグランジンの産生抑制により、体の各部での痛みや炎症反応を鎮める。

□□□ ★★☆［Ⅲ］ **解熱鎮痛成分**の種類ごとに、解熱、鎮痛、抗炎症のいずれの作用が中心的となるかが異なる。

□□□ ★★☆［Ⅲ］ **解熱鎮痛成分**による循環血流量の増加は、心臓の負担を増大させるため、心臓に障害がある場合は、その症状を悪化させるおそれがある。

□□□ ★★☆［Ⅲ］ **解熱鎮痛成分**による末梢のプロスタグランジンの産生抑制は、腎血流量を減少させるため、腎機能に障害があると、その症状を悪化させるおそれがある。

□□□ ★★☆［Ⅲ］ **解熱鎮痛成分**が代謝されて生じる物質がアレルゲンとなってアレルギー性の肝機能障害を誘発することがある。

□□□ ★★☆［Ⅲ］ **解熱鎮痛成分**は、肝臓では、プロスタグランジンの産生抑制が逆に炎症を起こしやすくする可能性もあり、肝機能障害があると、その症状を悪化させるおそれがある。

□□□ ★★☆［Ⅲ］ **解熱鎮痛成分**によっては、肝機能障害や腎障害を生じることがある。

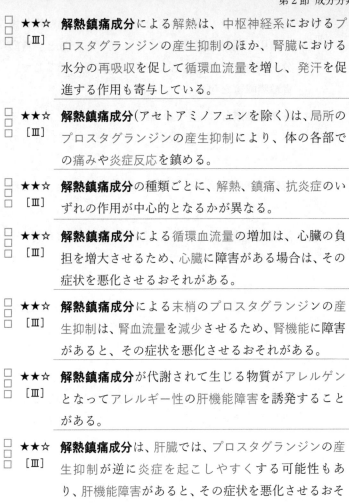

□□□ ★★☆ [Ⅲ] プロスタグランジンの胃酸分泌調節や胃腸粘膜保護の作用が**解熱鎮痛成分**によって妨げられると、胃酸分泌が増加するとともに胃壁の血流量が低下して、胃粘膜障害を起こしやすくなる。

□□□ ★★☆ [Ⅲ] **解熱鎮痛成分**は、胃への悪影響を軽減するため、なるべく空腹時を避けて服用することとなっているものが多い。

□□□ ★★☆ [Ⅲ] **解熱鎮痛成分**は、胃・十二指腸潰瘍があると、その症状を悪化させるおそれがある。

□□□ ★★☆ [Ⅲ] **解熱鎮痛成分**は、心臓病、腎臓病、肝臓病又は胃・十二指腸潰瘍のある人では、使用前に相談するべきである。

□□□ ★★☆ [Ⅲ] **解熱鎮痛成分**は、ショック(アナフィラキシー)、皮膚粘膜眼症候群、中毒性表皮壊死融解症、喘息を生じることがある。

□□□ ★★☆ [Ⅲ] **解熱鎮痛成分**は、胎児への影響を考慮して、妊婦等に関して、使用上の注意の「相談すること」の項で注意喚起がなされている。

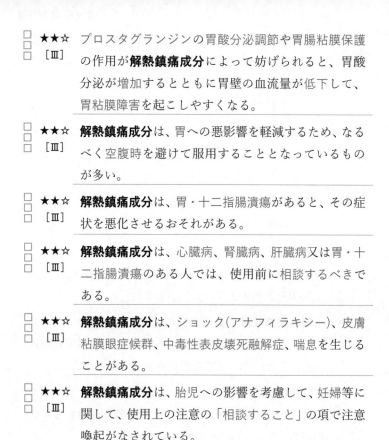

089 抗コリン成分

□□□ ★★☆ ［Ⅱ］ **抗コリン成分**とは、神経伝達物質であるアセチルコリンの働きを抑える作用(抗コリン作用)を有する成分をいう。

□□□ ★★☆ ［Ⅲ］ 以下は、**抗コリン成分**である。

- スコポラミン臭化水素酸塩水和物 **【P62】**
- ブチルスコポラミン臭化物 **【P87】**
- ベラドンナ総アルカロイド **【P90】**
- メチルオクタトロピン臭化物 **【P98】**
- オキシフェンサイクリミン塩酸塩
- ジサイクロミン塩酸塩
- チキジウム臭化物
- メチルベナクチジウム臭化物
- ヨウ化イソプロパミド

□□□ ★★☆ ［Ⅲ］ **抗コリン成分**等の抗コリン作用を有する成分は、中枢に作用して自律神経系の混乱を軽減させるとともに、末梢では消化管の緊張を低下させる作用を示す。

□□□ ★★☆ ［Ⅲ］ **抗コリン成分**は、かぜ薬では、抗コリン作用によって鼻汁分泌やくしゃみを抑える。

□□□ ★★☆ ［Ⅲ］ **抗コリン成分**は、胃腸鎮痛鎮痙薬では、副交感神経の伝達物質であるアセチルコリンと受容体の反応を妨げることで、その働きを抑えることにより、鎮痛鎮痙のほか、胃酸過多や胸やけに対する効果を期待して用いられる。

□□□ ★★☆ [Ⅲ] **抗コリン成分**は、鼻炎用内服薬では、鼻腔内の粘液分泌腺からの粘液の分泌を抑えるとともに、鼻腔内の刺激を伝達する副交感神経系の働きを抑えることによって、鼻汁分泌やくしゃみを抑える。

□□□ ★★★ [Ⅲ] **抗コリン成分**が副交感神経系の働きを抑える作用は、消化管に限定されないため、散瞳《さんどう》による目のかすみや異常なまぶしさ、顔のほてり、頭痛、眠気、口渇、便秘、排尿困難を生じることがある。

□□□ ★★★ [Ⅲ] **抗コリン成分**が配合された医薬品を使用した後は、重大な事故につながるおそれがあるため、乗物又は機械類の運転操作を避ける。

□□□ ★★☆ [Ⅲ] 抗コリン作用を有する成分(例：**抗コリン成分**、一部の抗ヒスタミン成分)を含有する医薬品どうしが併用された場合、抗コリン作用が増強され、排尿困難、目のかすみや異常なまぶしさ、頭痛、眠気、口渇、便秘等の副作用が現れやすくなる。

□□□ ★★☆ [Ⅲ] 高齢者は、排尿困難や緑内障の基礎疾患を持つ場合が多く、また、一般的に口渇や便秘の副作用が現れやすいので、**抗コリン成分**について慎重な使用がなされるべきである。

□□□ ★★☆ [Ⅴ] 高齢者は、**抗コリン成分**が配合された内服薬、外用痔疾用薬(坐薬、注入軟膏)を使用する前に「相談すること」とされている。

〈理由〉 緑内障の悪化、口渇、排尿困難又は便秘の副作用が現れやすいため

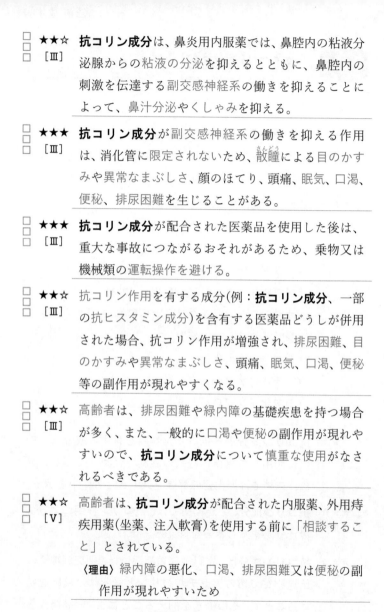

□□□ ★★☆ [V]
排尿困難の症状がある人は、**抗コリン成分**を使用する前に「相談すること」とされている。

〈理由〉排尿筋の弛緩と括約筋の収縮が起こり、尿の貯留を来《きた》すおそれがあるため。特に、前立腺肥大症を伴っている場合には、尿閉を引き起こすおそれがあるため

□□□ ★★☆ [V]
心臓病の診断を受けた人は、**抗コリン成分**を使用する前に「相談すること」とされている。

〈理由〉心臓に負担をかけ、心臓病を悪化させるおそれがあるため

□□□ ★★☆ [V]
緑内障の診断を受けた人は、**抗コリン成分**を使用する前に「相談すること」とされている。

〈理由〉抗コリン作用によって房水流出路(房水通路《ぼうすいつうろ》)が狭くなり、眼圧が上昇し、緑内障を悪化させるおそれがあるため

---

090 抗ヒスタミン成分

□□□ ★★☆ ［Ⅲ］ **抗ヒスタミン成分**は、肥満細胞から遊離したヒスタミンが受容体と反応するのを妨げることにより、ヒスタミンの働きを抑える。

□□□ ★★☆ ［Ⅲ］ 以下は、**抗ヒスタミン成分**である。

- メキタジン【P96】
- メクリジン塩酸塩【P96】
- ジフェンヒドラミン【P142】
- ジフェンヒドラミン塩酸塩【P142】
- ジフェンヒドラミンサリチル酸塩【P142】
- ジメンヒドリナート【P142】
- プロメタジン塩酸塩【P176】
- プロメタジンメチレンジサリチル酸塩【P176】
- アゼラスチン
- イソチペンジル塩酸塩
- エピナスチン塩酸塩
- エメダスチン
- カルビノキサミンマレイン酸塩
- クレマスチンフマル酸塩
- クロルフェニラミンマレイン酸塩
- ケトチフェンフマル酸塩
- ジフェニルイミダゾール
- ジフェニルピラリン塩酸塩
- ジフェニルピラリンテオクル酸塩
- トリプロリジン塩酸塩
- フェキソフェナジン塩酸塩
- ロラタジン

□□□ ★★☆ ［Ⅲ］ ヒスタミンは、脳の下部(睡眠・覚醒に大きく関与する部位)で神経細胞の刺激を介して、覚醒の維持や調節を行う働きを担っているが、**抗ヒスタミン成分**によりヒスタミンの働きが抑えられ、ヒスタミン刺激が低下すると、眠気が促される。

□□□ ★★★ ［Ⅲ］ **抗ヒスタミン成分**は、ヒスタミンの働きを抑える作用(抗ヒスタミン作用)以外に抗コリン作用も示すため、排尿困難や口渇《こうかつ》、便秘を生じることがある。

□□□ ★★☆ ［Ⅲ］ **抗ヒスタミン成分**は、かぜ薬では、くしゃみや鼻汁を抑える。

□□□ ★★☆ ［Ⅲ］ **抗ヒスタミン成分**を主薬とする催眠鎮静薬は、睡眠改善薬として一時的な睡眠障害(例：寝つきが悪い、眠りが浅い)の緩和に用いられる。

□□□ ★★★ ［Ⅲ］ **抗ヒスタミン成分**を主薬とする催眠鎮静薬は、慢性的に不眠症状がある人や、医療機関において不眠症の診断を受けている人を対象とするものではない。

□□□ ★★★ ［Ⅲ］ **抗ヒスタミン成分**を含有する催眠鎮静薬は、特に15歳未満の小児では、**抗ヒスタミン成分**により眠気とは反対の神経過敏や中枢興奮などの副作用が起きやすいため、使用を避ける。

□□□ ★★★ ［Ⅲ］ **抗ヒスタミン成分**が配合された内服薬を服用した後は、重大な事故につながるおそれがあるため、乗物又は機械類の運転操作を避ける。

□□□ ★☆☆ ［Ⅲ］ **抗ヒスタミン成分**を含有する催眠鎮静薬は、目が覚めたあとも、一時的な意識障害等を起こすことがあり、服用の翌日まで眠気やだるさを感じるときには、それらの症状が消失するまで、危険を伴う機械の操作を避ける。

□□□ ★★☆ [Ⅲ] **抗ヒスタミン成分**は、鎮暈薬(乗物酔い防止薬)では、延髄にある嘔吐中枢への刺激や、内耳の前庭における自律神経反射を抑える作用を示す。

□□□ ★★★ [Ⅲ] **抗ヒスタミン成分**には抗コリン作用を示すものが多いが、鎮暈薬(乗物酔い防止薬)では、その抗コリン作用も、乗物酔いによるめまい、吐きけ等の防止・緩和に寄与する。

□□□ ★★☆ [Ⅲ] **抗ヒスタミン成分**は、鎮咳去痰薬では、鎮咳成分や気管支拡張成分、抗炎症成分の働きを助ける。

□□□ ★★☆ [Ⅲ] **抗ヒスタミン成分**が気道粘膜での粘液分泌を抑制することで痰が出にくくなることがあるため、鎮咳去痰薬を使って痰の切れを良くしたい場合は、併用に注意する。

□□□ ★★☆ [Ⅲ] **抗ヒスタミン成分**は、口腔咽喉薬では、咽頭の粘膜に付着したアレルゲンによる喉の不快感等の症状を鎮める。

□□□ ★★☆ [Ⅲ] 口腔咽喉薬では、**抗ヒスタミン成分**が配合されていても、咳に対する薬効は標榜《ひょうぼう》できない。

□□□ ★★☆ [Ⅲ] 口腔咽喉薬は、咽頭における局所的な作用を目的としているが、結果的に**抗ヒスタミン成分**を経口的に摂取することとなり、内服薬と同様の副作用を生じることがある。

□□□ ★★☆ [Ⅲ] **抗ヒスタミン成分**は、外用痔疾用薬では、痔に伴う痒みを和らげる。

□□□ ★★☆ [Ⅲ] **抗ヒスタミン成分**は、鼻炎用点鼻薬では、ヒスタミンの働きを抑えることにより、アレルギー性鼻炎や急性鼻炎の症状(例：くしゃみ、鼻汁)を緩和する。

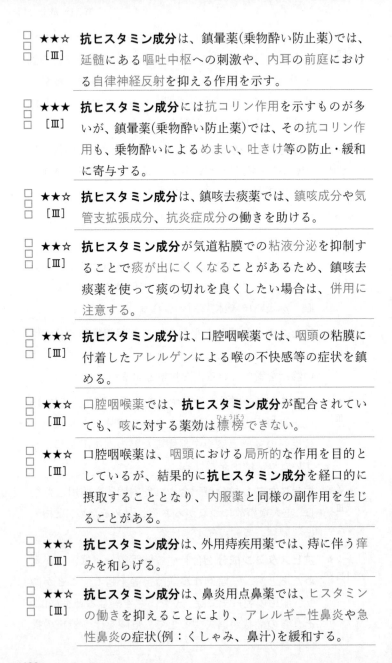

□□□ ★★☆ [Ⅲ] **抗ヒスタミン成分**は、眼科用薬では、ヒスタミンの働きを抑えることにより、目の痒みを和らげる。

□□□ ★★☆ [Ⅲ] **抗ヒスタミン成分**を含む眼科用薬は、鼻炎用点鼻薬と併用した場合には、眠気を生じることがあるため、乗物又は機械類の運転操作を避ける。

□□□ ★★☆ [Ⅲ] **抗ヒスタミン成分**は、外皮用薬では、適用部位の組織に浸透して、ヒスタミンとその受容体タンパク質との結合を妨げることにより、患部局所におけるヒスタミンの働きを抑え、湿疹、皮膚炎、かぶれ、あせも、虫さされ等による一時的かつ部分的な皮膚症状(例：ほてり・腫《は》れ・痒《かゆ》み)を緩和する。

□□□ ★☆☆ [Ⅲ] **抗ヒスタミン成分**は、外皮用薬では、副作用として患部の腫れを生じることがある。

□□□ ★★☆ [Ⅴ] **抗ヒスタミン成分**を主薬とする催眠鎮静薬の服用前後は、「飲酒しないこと」とされている。

〈理由〉 鎮静作用の増強が生じるおそれがあるため

□□□ ★★☆ [Ⅴ] 排尿困難の症状がある人は、**抗ヒスタミン成分**を使用する前に「相談すること」とされている。

〈理由〉 排尿筋の弛緩と括約筋の収縮が起こり、尿の貯留を来《きた》すおそれがあるため。特に、前立腺肥大症を伴っている場合には、尿閉を引き起こすおそれがあるため

□□□ ★★☆ [Ⅴ] 緑内障の診断を受けた人は、**抗ヒスタミン成分**を使用する前に「相談すること」とされている。

〈理由〉 抗コリン作用によって房水流出路(房水通路《ぼうすいつうろ》)が狭くなり、眼圧が上昇し、緑内障を悪化させるおそれがあるため

第2節 成分分類

091 昆虫成長阻害成分

□□□ ★★☆ [Ⅲ] **昆虫成長阻害成分**は、直接の殺虫作用ではなく、昆虫の脱皮や変態を阻害する作用を有する成分である。

□□□ ★★☆ [Ⅲ] 以下は、**昆虫成長阻害成分**である。

メトプレン／ピリプロキシフェン
・幼若《ようじゃく》ホルモンに類似した作用を有し、幼虫が蛹《さなぎ》になるのを妨ぐ。 ・蛹にならずに成虫になる不完全変態の昆虫やダニには無効である。
ジフルベンズロン
・脱皮《だっぴ》時の新しい外殻《がいかく》の形成を阻害して、幼虫の正常な脱皮をできなくする。

□□□ ★★☆ [Ⅲ] **昆虫成長阻害成分**は、有機リン系殺虫成分やピレスロイド系殺虫成分に対して抵抗性を示す場合にも効果がある。

092 サルファ剤

分類 抗菌成分

□□□ ★★☆ ［Ⅲ］ **サルファ剤**は、細菌の DNA 合成を阻害することにより抗菌作用を示す。

□□□ ★★☆ ［Ⅲ］ 以下は、**サルファ剤**である。

- スルファジアジン
- スルファメトキサゾール
- スルファメトキサゾールナトリウム
- スルフイソキサゾール
- ホモスルファミン

□□□ ★★☆ ［Ⅲ］ **サルファ剤**は、すべての細菌に対して効果があるわけではなく、また、ウイルスや真菌には効果がない。

□□□ ★★☆ ［Ⅲ］ **サルファ剤**は、**サルファ剤**によるアレルギー症状を起こしたことがある人では、使用を避けるべきである。

---

093 ジフェンヒドラミンを含む成分

分類	抗ヒスタミン成分

□□□ ★★☆ [Ⅲ] 以下は、**ジフェンヒドラミン**を含む成分である。

- ジフェンヒドラミン
- ジフェンヒドラミン塩酸塩
- ジフェンヒドラミンサリチル酸塩
- ジメンヒドリナート
(別名：ジフェンヒドラミンテオクル酸塩)

□□□ ★★★ [Ⅲ] **ジフェンヒドラミン**を含む成分は、吸収された**ジフェンヒドラミン**の一部が乳汁に移行して乳児に昏睡《こんすい》を生じるおそれがあるため、母乳を与える女性では、使用を避けるか、使用する場合には授乳を避ける。

□□□ ★★☆ [Ⅲ] **ジフェンヒドラミン塩酸塩**は、抗ヒスタミン成分の中でも、特に中枢作用(脳内におけるヒスタミン刺激を低下させ、眠気を促す作用)が強い。

□□□ ★★☆ [Ⅲ] **ジフェンヒドラミン塩酸塩**は、催眠鎮静薬以外の医薬品にも配合されることがあり、こうした医薬品と他の催眠鎮静薬との併用により、効き目や副作用が増強されるおそれがある。

□□□ ★★☆ [Ⅲ] 飲酒とともに**ジフェンヒドラミン塩酸塩**を含む催眠鎮静薬を服用すると、その薬効や副作用が増強されるおそれがあるため、その服用時には飲酒を避ける。

□□□ ★★★ [V] 妊婦等は、**ジフェンヒドラミン塩酸塩**を主薬とする催眠鎮静薬を「使用しないこと」とされている。

〈理由〉妊娠に伴う不眠は、睡眠改善薬の適用症状でないため

□□□ ★★☆ [Ⅲ] ジメンヒドリナートは、**ジフェンヒドラミンテオクル酸塩**の一般名で、専《もっぱ》ら乗物酔い防止薬に配合される。

··· ⑤酸性について整理しよう！ ···

・胃酸は、胃内を**強酸性**に保って内容物が腐敗や発酵を起こさないようにしている。	[Ⅱ]
・ウンデシレン酸、ウンデシレン酸亜鉛は、患部を**酸性**にして皮膚糸状菌の発育を抑える。	[Ⅲ]
・口腔内が**酸性**になると、ニコチンの吸収が低下するため、口腔内を**酸性**にする食品(例：コーヒー、炭酸飲料)を摂取した後しばらくは、禁煙補助剤の使用を避ける。	[Ⅲ]
・次亜塩素酸ナトリウム、サラシ粉では、**酸性**の洗剤・洗浄剤と反応して、有毒な塩素ガスが発生する。	[Ⅲ]

094 収斂《しゅうれん》成分

□□□ ★★☆ [Ⅲ] 以下は、**収斂成分**等である。

止瀉薬の収斂成分	
•次没食子酸《じもっしょくしさん》ビスマス【P155】 •次硝酸《じしょうさん》ビスマス【P155】 •タンニン酸アルブミン【P68】	
眼科用薬の収斂成分	
•硫酸亜鉛水和物	
外用痔疾用薬の収斂保護止血成分	
•酸化亜鉛 •タンニン酸 •卵黄油《らんおうゆ》 •硫酸アルミニウムカリウム	
外皮用薬の収斂・皮膚保護成分	
•酸化亜鉛	患部のタンパク質と結合して皮膜を形成し、皮膚を保護する
•ピロキシリン(ニトロセルロース)	創傷面に薄い皮膜を形成して保護する

□□□ ★★☆ [Ⅲ] **収斂成分**は、止瀉薬では、腸粘膜のタンパク質と結合して不溶性の膜を形成し、腸粘膜をひきしめる(収斂《しゅうれん》)ことにより、腸粘膜を保護する。

□□□ ★★☆ [Ⅲ]
収斂成分を主体とする止瀉薬は、細菌性の下痢や食中毒のときに使用して腸の運動を鎮めると、かえって状態を悪化させるおそれがあり、安易な使用を避けるべきである。

□□□ ★★☆ [V]
以下の症状がある人は、**収斂成分**を主体とする止瀉薬を使用する前に「相談すること」とされている。

- 急性の激しい下痢
- 腹痛・腹部膨満感・吐きけ等を伴う下痢

〈**理由**〉下痢を止めるとかえって症状を悪化させることがあるため

□□□ ★★☆ [Ⅲ]
収斂成分は、眼科用薬では、眼粘膜のタンパク質と結合して皮膜を形成し、外部の刺激から保護する。

□□□ ★★☆ [Ⅲ]
外用痔疾用薬の**収斂保護止血成分**は、外用痔疾用薬では、粘膜表面に不溶性の膜を形成することによる、粘膜の保護・止血を目的とする。

□□□ ★☆☆ [Ⅲ]
外皮用薬の**収斂・皮膚保護成分**は、以下の場合では、表面だけを乾燥させてかえって症状を悪化させるおそれがあり、使用を避ける。

- 患部が浸潤《しんじゅん》又は化膿している場合
- 傷が深い場合

第2節

成分分類

095 脂溶性ビタミン

□□□ ★★☆ [Ⅱ] 脂質(トリグリセリド)は、リパーゼの作用によって分解を受けて吸収され、小腸粘膜の上皮細胞で脂質に再形成され、乳状脂粒《にゅうじょうしりゅう》(カイロミクロン)になるが、**脂溶性ビタミン**も脂質と一緒にカイロミクロンに取り込まれる。

□□□ ★★☆ [Ⅱ] 胆汁に含まれる胆汁酸塩は、脂質の消化を容易にし、また、**脂溶性ビタミン**の吸収を助ける。

□□□ ★★★ [Ⅱ] 肝臓は、**脂溶性ビタミン**であるビタミン A やビタミン D 等のほか、水溶性ビタミンであるビタミン B6 やビタミン B12 等の貯蔵臓器でもある。

□□□ ★★☆ [Ⅲ] ビタミン成分は、多く摂取したからといって適用となっている症状の改善が早まるものでなく、むしろ**脂溶性ビタミン**では、過剰摂取により過剰症を生じるおそれがある。

---

096 ステロイド性抗炎症成分

別名 副腎皮質ホルモン(の誘導体)

□□□ ★★☆ [Ⅲ] **ステロイド性抗炎症成分**は、副腎皮質ホルモン(ステロイドホルモン)の持つ抗炎症作用に着目し、それと共通する化学構造(ステロイド骨格)を持つ化合物を人工的に合成したものである。

□□□ ★★☆ [Ⅲ] 以下は、**ステロイド性抗炎症成分**である。

- デキサメタゾン
- プレドニゾロン吉草酸《きっそうさん》エステル酢酸エステル
- プレドニゾロン酢酸エステル
- ヒドロコルチゾン
- ヒドロコルチゾン酪酸《らくさん》エステル
- ヒドロコルチゾン酢酸エステル

□□□ ★★☆ [Ⅲ] **ステロイド性抗炎症成分**は、外用の場合は、いずれも末梢組織(患部局所)における炎症を抑える作用を示し、特に、痒《かゆ》みや発赤《ほっせき》などの皮膚症状を抑える。

□□□ ★★☆ [Ⅲ] 外皮用薬の**ステロイド性抗炎症成分**は、体の一部分に生じた湿疹、皮膚炎、かぶれ、あせも、虫さされ等の一時的な皮膚症状の緩和を目的としている。

□□□ ★★☆ [Ⅲ] 外皮用薬の**ステロイド性抗炎症成分**は、広範囲に生じた皮膚症状や、慢性の湿疹・皮膚炎を対象とするものではない。

□□□ ★★☆ [Ⅲ] **ステロイド性抗炎症成分**は、末梢組織の免疫機能を低下させ、細菌、真菌、ウイルス等による皮膚感染や持続的な刺激感を生じることがある。

□□□ ★★☆ [V] 水痘《すいとう》(水疱瘡《みずぼうそう》)、みずむし、たむし等又は化膿している患部には、**ステロイド性抗炎症成分**が配合された外用薬を「使用しないこと」とされている。

〈理由〉 細菌等の感染に対する抵抗力を弱めて、感染を増悪《ぞうあく》させる可能性があるため

□□□ ★★☆ [Ⅲ] **ステロイド性抗炎症成分**は、短期間の使用であっても、患部が広範囲にわたっている人では、患部全体に使用されると吸収量が相対的に多くなるため、適用部位を限るなど、過度の使用を避けるべきである。

□□□ ★★☆ [Ⅲ] コルチゾンに換算して 1g 又は 1mL 中 0.025 mg を超えて**ステロイド性抗炎症成分**を含有する製品では、特に長期連用を避ける必要があり、まとめ買いや頻回購入する者には注意を促すことが重要である。

□□□ ★★☆ [V] **ステロイド性抗炎症成分**をコルチゾン換算で 1g 又は1mL あたり 0.025 mg 以上を含有する医薬品(坐薬及び注入軟膏では含量によらない)は、「長期連用しないこと」とされている。

〈理由〉 副腎皮質の機能低下を生じるおそれがあるため

□□□ ★★☆ [Ⅲ] **ステロイド性抗炎症成分**が配合された坐剤及び注入軟膏は、その含有量によらず、長期連用を避ける。

□□□ ★★☆ [Ⅲ] **ステロイド性抗炎症成分**が配合された歯槽膿漏薬(外用薬)、口内炎用薬は、口腔内に適用されるため、その含有量によらず、長期連用を避ける。

□□□ ★★☆ [V] 妊婦等は、**副腎皮質ホルモン**が配合された外用痔疾用薬、鎮痒消炎薬を使用する前に「相談すること」とされている。

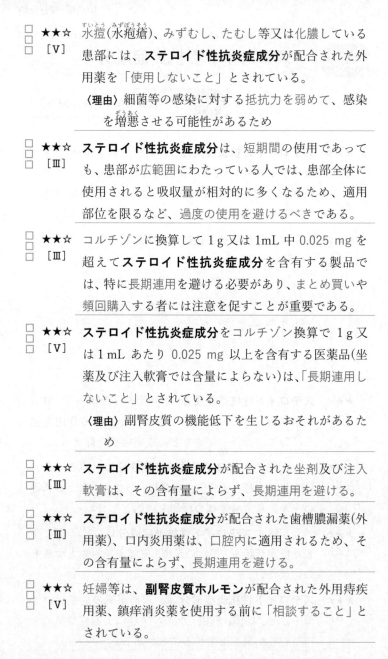

097 生菌《せいきん》成分

□□□ ★★☆ [Ⅲ]

生菌成分は、腸内細菌のバランスを整えることを目的とし、整腸成分として用いられる。

□□□ ★★☆ [Ⅲ]

以下は、**生菌成分**である。

- アシドフィルス菌
- 乳酸菌
- ビフィズス菌
- 酪酸《らくさん》菌
- ラクトミン

□□□ ★★☆ [Ⅲ]

整腸薬と止瀉薬は、いずれも効能・効果に軟便が含まれていることがあるが、以下の医薬品を併用した場合、**生菌成分**の働きが腸内殺菌成分によって弱められてしまう。

- **生菌成分**が配合された整腸薬
- 腸内殺菌成分が配合された止瀉薬

---

098 制酸成分

□□□ ★★☆ [Ⅲ] **制酸成分**は、中和反応によって胃酸の働きを弱める。

□□□ ★★☆ [Ⅲ] 以下は、**制酸成分**である。

・炭酸水素ナトリウム(重曹《じゅうそう》)
アルミニウムを含む成分【P116】
・ケイ酸アルミニウム ・水酸化アルミニウムゲル ・乾燥水酸化アルミニウムゲル ・ジヒドロキシアルミニウムモノアセテート
マグネシウムを含む成分【P178】
・ケイ酸マグネシウム ・酸化マグネシウム ・炭酸マグネシウム
アルミニウムとマグネシウムの両方を含む成分【P116,178】
・合成ヒドロタルサイト ・メタケイ酸アルミン酸マグネシウム
カルシウムを含む成分【P125】
・沈降炭酸カルシウム ・リン酸水素カルシウム

□□□ ★★☆ [Ⅲ] **制酸成分**は、かぜ薬、解熱鎮痛薬では、解熱鎮痛成分(生薬成分を除く)による胃腸障害の軽減を目的としている。

□□□ ★★☆ [Ⅲ] かぜ薬、解熱鎮痛薬に配合されている**制酸成分**は、胃腸薬のように胃腸症状に対する薬効を標榜《ひょうぼう》できない。

□□□ ★★★ [Ⅲ] **制酸成分**を主体とする胃腸薬は、酸度の高い食品と一緒に使用すると、胃酸に対する中和作用が低下することが考えられるため、炭酸飲料等での服用は適当でない。

□□□ ★★☆ [Ⅲ] **制酸成分**は、胃腸薬だけでなく、他の医薬品(例：かぜ薬、解熱鎮痛薬)でも配合されていることが多く、併用によって制酸作用が強くなりすぎる可能性があるほか、高カルシウム血症、高マグネシウム血症を生じるおそれがある。

□□□ ★★★ [Ⅲ] **制酸成分**は、腎臓病の診断を受けた人では、ナトリウム、カルシウム、マグネシウム、アルミニウム等の無機塩類の排泄が遅れたり、体内に貯留しやすくなるため、使用前に相談するべきである。

---

099 大腸刺激性瀉下成分

□□□ ★☆☆ [Ⅲ] **大腸刺激性瀉下成分**は、大腸を刺激して排便を促す。

□□□ ★★☆ [Ⅲ] 以下は、**大腸刺激性瀉下成分**である。

- センナ
- センノシド【P63】
- ダイオウ【P65】
- ビサコジル【P76】
- ピコスルファートナトリウム【P75】

□□□ ★★☆ [Ⅲ] **大腸刺激性瀉下成分**を含む瀉下薬は、服用してから数時間後に効果のあるものが多いので、就寝前に服用して起床時に効果を求めると、排便のリズムも付きやすい。

□□□ ★★☆ [Ⅲ] **大腸刺激性瀉下成分**を含む瀉下薬は、便秘時の頓服《とんぷく》として使用すべきである。

□□□ ★★☆ [Ⅲ] **大腸刺激性瀉下成分**を含む瀉下薬を連続して服用していると、腸の運動が緩慢になり、服用する薬の量を増やさないと効果が出なくなることが多い。

□□□ ★★☆ [Ⅲ] 毎日の排便が滞る場合は、**大腸刺激性瀉下成分**のみに依存しない方法(以下)を指導する。

- 無機塩類や膨潤性瀉下成分を含む瀉下薬を使用する。
- 整腸成分を含む製剤を並行して使用する。
- 食物繊維を積極的に摂取する。

---

100 腸内殺菌成分

分類	止瀉成分

□□□ ★★☆ [Ⅲ]
腸内殺菌成分は、細菌感染による下痢の症状を鎮める。

□□□ ★★☆ [Ⅲ]
以下は、**腸内殺菌成分**である。

- ベルベリン塩化物【P177】
- タンニン酸ベルベリン【P177】
- アクリノール【P14】

□□□ ★★☆ [Ⅲ]
腸内殺菌成分は、通常の腸内細菌に対しても抗菌作用を示すが、ブドウ球菌や大腸菌などに対する抗菌作用の方が優位であることと、下痢状態では腸内細菌のバランスが乱れていることが多いため、結果的に腸内細菌のバランスを正常に近づける。

□□□ ★★☆ [Ⅲ]
腸内殺菌成分の配合された止瀉薬は、下痢の予防で服用したり、症状が治まったのに漫然《まんぜん》と服用したりすると、腸内細菌のバランスが崩れ、腸内環境を悪化させることがあるので、症状を改善する必要のある間のみの服用にとどめるべきである。

101 鎮静成分

□□□ ★★☆ [Ⅲ] **鎮静成分**には、眠気を促す作用がある。

□□□ ★★☆ [Ⅲ] 以下は、**鎮静成分**である。

- ブロモバレリル尿素【P88】
- アリルイソプロピルアセチル尿素【P88】

□□□ ★★☆ [Ⅲ] **鎮静成分**は、かぜ薬、解熱鎮痛薬では、解熱鎮痛成分の鎮痛作用を補助する。

□□□ ★★☆ [Ⅲ] **鎮静成分**は、催眠鎮静薬では、脳の興奮を抑え、痛覚を鈍くする。

□□□ ★★☆ [Ⅲ] **鎮静成分**は、鎮暈薬(乗物酔い防止薬)では、不安や緊張など、乗物酔いの心理的な要因を和らげる。

---

102 ビスマスを含む成分

分類	止瀉成分(収斂成分)

□□□ ★★☆ [Ⅲ] **ビスマス**を含む成分は、収斂作用のほか、腸内で発生した有毒物質を分解する作用も持つ。

□□□ ★★☆ [Ⅲ] 以下は、**ビスマス**を含む成分である。

- 次没食子酸《じもっしょくしさん》ビスマス
- 次硝酸《じしょうさん》ビスマス

□□□ ★★★ [Ⅲ] **ビスマス**を含む成分は、海外において長期連用した場合に精神神経症状(例：不安、記憶力減退、注意力低下、頭痛)が現れたとの報告があり、１週間以上継続して使用できない。

□□□ ★★☆ [Ⅲ] **ビスマス**を含む成分は、アルコールと一緒に摂取されると、循環血液中への移行が高まって精神神経症状を生じるおそれがあり、服用時の飲酒を避ける。

□□□ ★★☆ [Ⅲ] **ビスマス**は、血液－胎盤関門を通過することが知られており、妊婦等では、使用を避けるべきである。

□□□ ★★☆ [Ⅴ] 胃・十二指腸潰瘍の診断を受けた人は、**ビスマス**を含む成分を使用する前に「相談すること」とされている。

〈理由〉 **ビスマス**の吸収が高まって、血中に移行する量が多くなり、**ビスマス**による精神神経障害等が発現するおそれがあるため

---

103 ビタミンA

別名 レチノール

□□□ ★★★［Ⅲ］ **ビタミン A** は、夜間視力を維持したり、皮膚・粘膜の機能を正常に保つ。

□□□ ★★☆［Ⅲ］ 以下は、**ビタミン A** である。

- レチノールパルミチン酸エステル
(別名：パルミチン酸レチノール)
- レチノール酢酸エステル
(別名：酢酸レチノール)
- ビタミン A油《ゆ》
- 肝油《かんゆ》

□□□ ★★☆［Ⅲ］ **ビタミン A** は、視細胞が光を感受する反応に関与しており、眼科用薬では、視力調整等の反応を改善する。

□□□ ★☆☆［Ⅲ］ **ビタミン A 油**は、外用痔疾用薬では、傷の治りを促す。

□□□ ★☆☆［Ⅲ］ **ビタミン A 油**は、外皮用薬では、損傷皮膚の組織の修復を促す。

□□□ ★★★［Ⅱ］ わずかな光でも敏感に反応する視細胞が光を感じる反応には**ビタミン A** が不可欠であるため、**ビタミン A** が不足すると夜間視力の低下(夜《や》盲《もう》症《しょう》)を生じる。

□□□ ★★☆ [Ⅲ] **ビタミン A 主薬製剤**は、目の乾燥感、夜盲症の症状の緩和、また、妊娠・授乳期、病中病後の体力低下時、発育期等の**ビタミン A** の補給に用いられる。

□□□ ★★★ [Ⅰ] 妊娠前後の一定期間に、通常の用量を超えて**ビタミン A 含有製剤**を摂取すると、胎児に先天異常を起こす危険性が高まる。

□□□ ★★☆ [Ⅲ] 一般用医薬品における**ビタミンA**の1日分量は、4000国際単位が上限となっている。

□□□ ★★★ [Ⅲ] 妊娠 3 ヶ月前から妊娠 3 ヶ月までの間に、**ビタミン A** を 1 日 10000 国際単位以上摂取した妊婦から生まれた新生児において、先天異常の割合が上昇したとの報告がある。

□□□ ★★★ [Ⅲ] 妊娠 3 ヶ月以内の妊婦等は、医薬品以外からの摂取を含め、**ビタミン A** の過剰摂取に留意する。

□□□ ★★★ [Ⅴ] 以下の人は、**ビタミン A 主薬製剤**、**ビタミン AD 主薬製剤**を使用する前に「相談すること」とされている。

- 妊娠 3 ヶ月以内の妊婦
- 妊娠していると思われる人
- 妊娠を希望する人

〈理由〉 ビタミン A を妊娠 3 ヶ月前から妊娠 3 ヶ月までの間に栄養補助剤から 1 日 10,000 国際単位以上を継続的に摂取した婦人から生まれた児に、先天異常(口裂《こうれつ》、耳・鼻の異常等)の発生率の増加が認められたとの研究報告があるため

□□□ ★☆☆ [Ⅲ] 人参などに含まれる β－カロテンは、体内に入ると必要な分だけが**ビタミン A** に転換されるため、**ビタミン A** の過剰摂取につながらない。

□ ★☆☆ 栄養機能食品において、**ビタミンA**に関する表示は、
□ [Ⅳ] 以下のとおりである。
□

栄養機能表示
・ビタミンAは、夜間の視力の維持を助ける栄養素です。 ・ビタミンAは、皮膚や粘膜の健康維持を助ける栄養素です。
注意喚起表示
・本品は、多量摂取により疾病が治癒したり、より健康が増進するものではありません。 ・1日の摂取目安量を守ってください。 ・妊娠3ヶ月以内又は妊娠を希望する女性は過剰摂取にならないよう注意してください。

104 ビタミンB1

別名 チアミン

□□□ ★★★ [Ⅲ] **ビタミンB1**は、炭水化物からのエネルギー産生に不可欠で、神経の正常な働きを維持し、また、腸管運動を促進する。

□□□ ★★☆ [Ⅲ] 以下は、**ビタミンB1**である。

- ジセチアミン塩酸塩
- ジベンゾイルチアミン
- チアミン塩化物塩酸塩
- チアミン硝化物《しょうかぶつ》
- チアミンジスルフィド
- ビスイブチアミン
- ビスチアミン硝酸塩
- ビスベンチアミン
- フルスルチアミン塩酸塩
- ベンフォチアミン

□□□ ★☆☆ [Ⅲ] **ビタミンB1**は、かぜ薬では、疲労回復をもたらす。

□□□ ★☆☆ [Ⅲ] **ビタミンB1**は、解熱鎮痛薬では、発熱で消耗しがちな当該ビタミンを補給する。

□□□ ★☆☆ [Ⅲ] **ビタミンB1**は、眠気防止薬では、眠気による倦怠感を和らげる。

□□□ ★☆☆ ［Ⅲ］ **ビタミン B1** は、婦人薬では、疲労時に消耗しがちな当該ビタミンを補給する。

□□□ ★★☆ ［Ⅲ］ コンドロイチン硫酸ナトリウムは、滋養強壮保健薬では、関節痛、筋肉痛等の改善を促す作用を期待して、**ビタミン B1** と組み合わせて配合される。

□□□ ★★☆ ［Ⅲ］ **ビタミン B1 主薬製剤**は、神経痛、筋肉痛・関節痛、手足のしびれ、便秘、眼精疲労の症状の緩和、脚気《かっけ》、また、肉体疲労時、妊娠・授乳期、病中病後の体力低下時における**ビタミン B1** の補給に用いられる。

□□□ ★☆☆ ［Ⅳ］ 栄養機能食品において、**ビタミン B1** に関する表示は、以下のとおりである。

栄養機能表示
・ビタミン B1 は、炭水化物からのエネルギー産生と皮膚や粘膜の健康維持を助ける栄養素です。
注意喚起表示
・本品は、多量摂取により疾病が治癒したり、より健康が増進するものではありません。 ・1 日の摂取目安量を守ってください。

---

105 ビタミンB2

別名 リボフラビン

□□□ ★★★ [Ⅲ] **ビタミンB2**は、脂質の代謝に関与し、皮膚・粘膜の機能を正常に保つ。

□□□ ★★☆ [Ⅲ] 以下は、**ビタミンB2**である。

- フラビンアデニンジヌクレオチドナトリウム
- リボフラビン
- リボフラビンリン酸エステルナトリウム（別名：リン酸リボフラビンナトリウム）
- リボフラビン酪酸《らくさん》エステル

□□□ ★★★ [Ⅲ] **ビタミンB2**の摂取により尿が黄色くなることがあるが、副作用等の異常ではない。

□□□ ★☆☆ [Ⅲ] **ビタミンB2**は、かぜ薬では、皮膚・粘膜の健康維持・回復に重要な当該ビタミンを補給する。

□□□ ★☆☆ [Ⅲ] **ビタミンB2**は、解熱鎮痛薬では、発熱で消耗しがちな当該ビタミンを補給する。

□□□ ★☆☆ [Ⅲ] **ビタミンB2**は、眠気防止薬では、眠気による倦怠感を和らげる。

□□□ ★★☆ [Ⅲ] **ビタミンB2**は、鎮暈薬（乗物酔い防止薬）では、吐きけの防止に働く。

□□□ ★★☆［Ⅲ］ **ビタミンB2** は、酵素によってフラビンモノヌクレオチド(FMN)さらにフラビンアデニンジヌクレオチド(FAD)へと活性化され、フラビン酵素の補酵素として細胞内の酸化還元系やミトコンドリアにおける電子伝達系に働いて、糖質・脂質の生体内代謝に広く関与し、高コレステロール改善薬では、以下の作用をもたらす。

- コレステロールの生合成抑制と排泄・異化《いか》促進作用
- 中性脂肪の抑制作用
- 過酸化脂質の分解作用

□□□ ★☆☆［Ⅲ］ **ビタミンB2** は、婦人薬では、疲労時に消耗しがちな当該ビタミンを補給する。

□□□ ★☆☆［Ⅲ］ **ビタミンB2** は、内服アレルギー用薬では、皮膚・粘膜の健康維持・回復に重要な当該ビタミンを補給する。

□□□ ★★☆［Ⅲ］ **ビタミンB2** は、眼科用薬では、その活性体であるフラビンアデニンジヌクレオチドが、角膜の酸素消費能を増加させて組織呼吸を亢進し、**ビタミンB2 欠乏**が関与する角膜炎を改善する。

□□□ ★★☆［Ⅲ］ **ビタミンB2 主薬製剤**は、口角炎、口唇炎、口内炎、舌の炎症、湿疹、皮膚炎、かぶれ、ただれ、にきび・吹き出物、肌あれ、赤ら顔に伴う顔のほてり、目の充血、目の痒みの症状の緩和、また、肉体疲労時、妊娠・授乳期、病中病後の体力低下時における**ビタミンB2**の補給に用いられる。

□□□ ★☆☆ [Ⅲ]

ヨクイニンは、**ビタミン B2 主薬製剤**やビタミン B6 主薬製剤、瀉下薬の補助成分として配合されている場合がある。

□□□ ★☆☆ [Ⅳ]

栄養機能食品において、**ビタミンB2** に関する表示は、以下のとおりである。

栄養機能表示
• ビタミン B2 は、皮膚や粘膜の健康維持を助ける栄養素です。
注意喚起表示
• 本品は、多量摂取により疾病が治癒したり、より健康が増進するものではありません。 • 1日の摂取目安量を守ってください。

---

106 ビタミンB6

別名	ピリドキシン ピリドキサール

□□□ ★★★ ［Ⅲ］ **ビタミンB6**は、タンパク質の代謝に関与し、皮膚・粘膜の健康維持・回復、神経の機能の維持に重要である。

□□□ ★★☆ ［Ⅲ］ 以下は、**ビタミンB6**である。

- ピリドキサールリン酸エステル
- ピリドキシン塩酸塩

□□□ ★☆☆ ［Ⅲ］ **ビタミンB6**は、眠気防止薬では、眠気による倦怠感を和らげる。

□□□ ★★☆ ［Ⅲ］ **ビタミンB6**は、鎮暈薬(乗物酔い防止薬)では、吐きけの防止に働く。

□□□ ★★☆ ［Ⅲ］ **ビタミンB6**は、貧血用薬(鉄製剤)では、貧血を改善するため、ヘモグロビンの産生に必要である。

□□□ ★☆☆ ［Ⅲ］ **ビタミンB6**は、婦人薬では、疲労時に消耗しがちな当該ビタミンを補給する。

□□□ ★☆☆ ［Ⅲ］ **ビタミンB6**は、内服アレルギー用薬では、皮膚・粘膜の健康維持・回復に重要な当該ビタミンを補給する。

□□□ ★★☆ ［Ⅲ］ **ビタミンB6**は、眼科用薬では、アミノ酸の代謝や神経伝達物質の合成に関与し、目の疲れを改善する。

□□□ ★★☆ [Ⅲ] **ビタミンB6主薬製剤**は、口角《こうかく》炎、口唇《こうしん》炎、口内炎、舌の炎症、湿疹、皮膚炎、かぶれ、ただれ、にきび・吹き出物、肌あれ、手足のしびれの症状の緩和、また、妊娠・授乳期、病中病後の体力低下時における**ビタミンB6**の補給に用いられる。

□□□ ★☆☆ [Ⅲ] ヨクイニンは、ビタミンB2主薬製剤や**ビタミンB6主薬製剤**、瀉下薬の補助成分として配合されている場合がある。

□□□ ★☆☆ [Ⅳ] 栄養機能食品において、**ビタミンB6**に関する表示は、以下のとおりである。

栄養機能表示
•ビタミンB6は、タンパク質からのエネルギーの産生と皮膚や粘膜の健康維持を助ける栄養素です。
注意喚起表示
•本品は、多量摂取により疾病が治癒したり、より健康が増進するものではありません。 •1日の摂取目安量を守ってください。

107 ビタミン B12

別名 コバラミン

□□□ ★★★ ［Ⅲ］ **ビタミン B12** は、赤血球の形成を助け、また、神経機能を正常に保つ。

□□□ ★★☆ ［Ⅲ］ 以下は、**ビタミン B12** である。

- シアノコバラミン
- ヒドロキソコバラミン塩酸塩

□□□ ★☆☆ ［Ⅲ］ **ビタミン B12** は、眠気防止薬では、眠気による倦怠感を和らげる。

□□□ ★★☆ ［Ⅲ］ **ビタミン B12** は、貧血用薬（鉄製剤）では、貧血を改善するため、正常な赤血球の形成に働く。

□□□ ★☆☆ ［Ⅲ］ **ビタミン B12** は、婦人薬では、疲労時に消耗しがちな当該ビタミンを補給する。

□□□ ★★☆ ［Ⅲ］ **ビタミン B12** は、眼科用薬では、目の調節機能を助ける。

□□□ ★★☆ ［Ⅱ］ 胃粘液に含まれる成分は、小腸における**ビタミン B12** の吸収に重要な役割を果たしている。

□□□ ★★☆ ［Ⅲ］ **ビタミン B12** は、内因子（胃腺から出る粘液に含まれるタンパク質）と結合することで小腸から吸収されやすくなるため、胃粘膜の異常が生じると**ビタミン B12** が不足する。

□□□ ★☆☆ [Ⅲ] **ビタミンB12** が不足して生じる巨赤芽球《きょせきがきゅう》貧血は、悪性貧血と呼ばれる。

□□□ ★★☆ [Ⅲ] コバルトは、赤血球ができる過程で必要不可欠な**ビタミンB12** の構成成分であり、貧血用薬(鉄製剤)では、骨髄での造血機能を高める目的で硫酸コバルトが配合されている。

□□□ ★☆☆ [Ⅳ] 栄養機能食品において、**ビタミンB12** に関する表示は、以下のとおりである。

栄養機能表示
・ビタミンB12は、赤血球の形成を助ける栄養素です。
注意喚起表示
・本品は、多量摂取により疾病が治癒したり、より健康が増進するものではありません。 ・1日の摂取目安量を守ってください。

108 ビタミンC

別名 アスコルビン酸

□□□ ★★★ [Ⅲ] **ビタミンC**は、体内の脂質を酸化から守る作用(抗酸化作用)を示し、皮膚・粘膜の機能を正常に保ち、また、メラニンの産生を抑える。

□□□ ★★☆ [Ⅲ] 以下は、**ビタミンC**である。

- アスコルビン酸
- アスコルビン酸カルシウム
- アスコルビン酸ナトリウム

□□□ ★☆☆ [Ⅲ] **ビタミンC**は、かぜ薬では、皮膚・粘膜の健康維持・回復に重要な当該ビタミンを補給する。

□□□ ★☆☆ [Ⅲ] **ビタミンC**は、解熱鎮痛薬では、発熱で消耗しがちな当該ビタミンを補給する。

□□□ ★★☆ [Ⅲ] **ビタミンC**は、貧血用薬(鉄製剤)では、消化管内で鉄が吸収されやすい状態に保つ。

□□□ ★☆☆ [Ⅲ] **ビタミンC**は、婦人薬では、疲労時に消耗しがちな当該ビタミンを補給する。

□□□ ★☆☆ [Ⅲ] **ビタミンC**は、内服アレルギー用薬では、皮膚・粘膜の健康維持・回復に重要な当該ビタミンを補給する。

□□□ ★★☆ [Ⅲ] **ビタミンC**は、歯槽膿漏薬(内服)では、コラーゲン代謝を改善して炎症を起こした歯周組織の修復を助け、また、毛細血管を強化して炎症による腫《は》れや出血を抑える。

□□□ ★★☆［Ⅲ］ **ビタミンＣ主薬製剤**は、しみ、そばかす、日焼け・かぶれによる色素沈着の症状の緩和、歯ぐきからの出血・鼻血の予防、また、肉体疲労時、病中病後の体力低下時、老年期における**ビタミンＣ**の補給に用いられる。

□□□ ★★★［Ⅲ］ ヨウ素は、**ビタミンＣ**と反応すると、脱色を生じて殺菌作用が失われる。

□□□ ★★☆［Ⅲ］ ヘスペリジンは、ビタミン様物質のひとつで、**ビタミンＣ**の吸収を助ける。

□□□ ★☆☆［Ⅳ］ 栄養機能食品において、**ビタミンＣ**に関する表示は、以下のとおりである。

栄養機能表示
• ビタミンＣは、皮膚や粘膜の健康維持を助けるとともに、抗酸化作用を持つ栄養素です。
注意喚起表示
• 本品は、多量摂取により疾病が治癒したり、より健康が増進するものではありません。 • １日の摂取目安量を守ってください。

---

109 ビタミンD

別名 **カルシフェロール**

□□□ ★★★ [Ⅲ] **ビタミンD**は、腸管でのカルシウム吸収及び尿細管でのカルシウム再吸収を促して、骨の形成を助ける。

□□□ ★★☆ [Ⅲ] 以下は、**ビタミンD**である。

- エルゴカルシフェロール
- コレカルシフェロール

□□□ ★★☆ [Ⅲ] **ビタミンD主薬製剤**は、骨歯の発育不良、くる病の予防、また、妊娠・授乳期、発育期、老年期の**ビタミンD**の補給に用いられる。

□□□ ★★☆ [Ⅱ] 食品から摂取あるいは体内で生合成された**ビタミンD**は、腎臓で**活性型ビタミンD**に転換されて、骨の形成・維持の作用を発揮する。

□□□ ★☆☆ [Ⅲ] くる病とは、**ビタミンD**の代謝障害によって、カルシウムやリンの吸収が進まなくなるために起こる乳幼児の骨格異常をいう。

□□□ ★★☆ [Ⅲ] **ビタミンD**の過剰症として、高カルシウム血症、異常《いじょう》石灰化《せっかいか》が知られている。

□□□ ★☆☆ [Ⅳ] 栄養機能食品において、**ビタミンD**に関する表示は、以下のとおりである。

栄養機能表示
・ビタミンDは、腸管のカルシウムの吸収を促進し、骨の形成を助ける栄養素です。
注意喚起表示
・本品は、多量摂取により疾病が治癒したり、より健康が増進するものではありません。 ・1日の摂取目安量を守ってください。

… ⑥中性について整理しよう！ …

・口腔内は唾液《だえき》によってpHがほぼ**中性**に保たれ、酸による歯の齲蝕《うしょく》を防いでいる。	[Ⅱ]
・尿は弱酸性であるが、食事等の影響で**中性**～弱アルカリ性に傾くと、尿糖・尿タンパク検査薬では、正確な検査結果が得られなくなる。	[Ⅲ]

110 ビタミンE

別名 トコフェロール

□□□ ★★★ [Ⅲ] **ビタミンE**は、体内の脂質を酸化から守り、細胞の活動を助け、また、血流を改善させる。

□□□ ★★☆ [Ⅲ] 以下は、**ビタミンE**である。

- トコフェロール
- トコフェロールコハク酸エステル
- トコフェロールコハク酸エステルカルシウム
- トコフェロール酢酸エステル

□□□ ★★☆ [Ⅲ] **ビタミンE**は、下垂体《かすいたい》や副腎系に作用してホルモン分泌の調節に関与するとされており、ときに生理が早く来たり、経血量が多くなることがある。

□□□ ★★☆ [Ⅲ] **ビタミンE**は、高コレステロール改善薬では、コレステロールからの過酸化脂質の生成を抑えるほか、末梢血管の血行を促進する作用し、血中コレステロール異常に伴う末梢血行障害(手足の冷え、痺《しび》れ)を緩和する。

□□□ ★☆☆ [Ⅲ] **ビタミンE**は、外用痔疾用薬では、肛門周囲の末梢血管の血行を改善する。

□□□ ★☆☆ [Ⅲ] **ビタミンE**は、内用痔疾用薬では、肛門周囲の末梢血管の血行を促して、うっ血を改善する。

□□□ ★☆☆ [Ⅲ] **ビタミンE**は、婦人薬では、血行を促進する。

□□□ ★★☆ ［Ⅲ］ **ビタミンＥ**は、眼科用薬では、末梢の微小《びしょう》循環を促進させ、結膜充血、疲れ目等の症状を改善する。

□□□ ★☆☆ ［Ⅲ］ **ビタミンＥ**は、外皮用薬では、患部局所の血行を促す。

□□□ ★☆☆ ［Ⅲ］ **ビタミンＥ**は、歯槽膿漏薬（内服）では、歯周組織の血行を促す。

□□□ ★★☆ ［Ⅲ］ **ビタミンＥ主薬製剤**は、末梢血管障害による肩・首すじのこり、手足のしびれ・冷え、しもやけの症状の緩和、更年期における肩・首すじのこり、冷え、手足のしびれ、のぼせ・ほてり、月経不順、また、老年期における**ビタミンＥ**の補給に用いられる。

□□□ ★★☆ ［Ⅲ］ ヘプロニカート、イノシトールヘキサニコチネートは、遊離したニコチン酸の働きによって末梢の血液循環を改善する作用を示し、**ビタミンＥ**と組み合わせて用いられることが多い。

□□□ ★★☆ ［Ⅲ］ ガンマ−オリザノールは、米油及び米胚芽油から見出された抗酸化作用を示す成分で、**ビタミンＥ**と組み合わせて用いられる。

□□□ ★☆☆ ［Ⅳ］ 栄養機能食品において、**ビタミンＥ**に関する表示は、以下のとおりである。

栄養機能表示
・ビタミンＥは、抗酸化作用により、体内の脂質を酸化から守り、細胞の健康維持を助ける栄養素です。
注意喚起表示
・本品は、多量摂取により疾病が治癒したり、より健康が増進するものではありません。 ・１日の摂取目安量を守ってください。

第２節

成分分類

111 ビタミンK

□□□ ★★☆ [Ⅱ]
大腸の腸内細菌は、血液凝固や骨へのカルシウム定着に必要な**ビタミンK**を産生している。

□□□ ★★☆ [Ⅲ]
フィトナジオン(**ビタミン K1**)は、歯槽膿漏薬(内服)では、血液の凝固機能を正常に保つ。

… ⑦アルカリ性について整理しよう！ …

・膵液《すいえき》は**弱アルカリ性**で、胃で酸性となった内容物を中和する。	[Ⅱ]
・ヨウ素系殺菌消毒成分を石けんと併用する場合は、ヨウ素の殺菌力は、**アルカリ性**になると低下するため、石けん分をよく洗い落としてから使用する。	[Ⅲ]
・酸や**アルカリ**が誤って目に入った場合、皮膚に付着した場合は、中和剤を用いず、早期に十分な水洗がされることが重要であり、特に**アルカリ性物質**の場合には念入りに水洗する。	[Ⅲ]

112 ピレスロイド系殺虫成分

□□□ ★★☆ ［Ⅲ］
以下は、**ピレスロイド系殺虫成分**である。

- フェノトリン
- フタルスリン
- ペルメトリン

□□□ ★☆☆ ［Ⅲ］
ピレスロイド系殺虫成分は、除虫菊《じょちゅうぎく》の成分から開発された。

□□□ ★★☆ ［Ⅲ］
ピレスロイド系殺虫成分の殺虫作用は、神経細胞に直接作用して神経伝達を阻害することによるものである。

□□□ ★★★ ［Ⅲ］
ピレスロイド系殺虫成分は、比較的速やかに自然分解して残効性が低いため、家庭用殺虫剤に広く用いられている。

□□□ ★★☆ ［Ⅲ］
高濃度又は多量の**ピレスロイド系殺虫成分**に曝露《ばくろ》して身体に異常が現れた場合には、医師の診療を受ける。

---

113 プロメタジンを含む成分

分類 抗ヒスタミン成分

□□□ ★★☆ ［Ⅲ］ 以下は、**プロメタジン**を含む成分である。

- プロメタジン塩酸塩
- プロメタジンメチレンジサリチル酸塩

□□□ ★★★ ［Ⅲ］ **プロメタジン**を含む成分は、15 歳未満の小児では、使用を避ける。

□□□ ★★★ ［V］ 15 歳未満の小児は、**プロメタジン**を含む成分を「使用しないこと」とされている。

〈理由〉 外国において、乳児突然死症候群、乳児睡眠時無呼吸発作のような致命的な呼吸抑制が現れたとの報告があるため

□□□ ★☆☆ ［V］ 15 歳未満の小児は、**プロメタジンメチレンジサリチル酸塩**を「使用しないこと」とされている。

〈理由〉 外国において、ライ症候群の発症との関連性が示唆されているため

114 ベルベリンを含む成分

□□□ ★★☆［Ⅲ］ 以下は、**ベルベリン**を含む成分である。

- ベルベリン塩化物
- タンニン酸ベルベリン
- ベルベリン硫酸塩

□□□ ★★☆［Ⅲ］ **ベルベリン**は、オウバクやオウレンの中に存在する物質のひとつで、抗菌作用のほか、抗炎症作用を併せ持つ。

□□□ ★☆☆［Ⅲ］ オウバクのエキス製剤は、苦味による健胃作用よりも、**ベルベリン**による止瀉作用を期待して、消化不良による下痢、食あたり、吐き下し、水あたり、下《くだ》り腹《ばら》、軟便《なんべん》等の症状に用いられる。

□□□ ★★☆［Ⅲ］ タンニン酸ベルベリンは、消化管内ではタンニン酸(収斂作用)と**ベルベリン**(抗菌作用)に分かれて、それぞれが止瀉に働く。

□□□ ★★☆［Ⅲ］ ベルベリン硫酸塩は、眼科用薬では、**ベルベリン**による抗炎症作用を期待して配合されている。

115 マグネシウムを含む胃腸薬の成分

□□□ ★★☆ [Ⅲ] 以下は、**マグネシウム**を含む成分である。

制酸成分【P150】
・ケイ酸マグネシウム ・酸化マグネシウム ・炭酸マグネシウム ・合成ヒドロタルサイト ・メタケイ酸アルミン酸マグネシウム
瀉下成分(無機塩類)
・酸化マグネシウム ・水酸化マグネシウム ・硫酸マグネシウム

□□□ ★★☆ [Ⅲ] **マグネシウム**を含む制酸成分は、中和反応によって胃酸の働きを弱める。

□□□ ★★☆ [Ⅲ] **マグネシウム**を含む瀉下成分(無機塩類)は、腸内容物の浸透圧を高めることで糞便中の水分量を増し、また、大腸を刺激して排便を促す。

□□□ ★★☆ [Ⅲ] **マグネシウム**を含む成分は、瀉下成分でもあることから、瀉下を目的しない場合は、下痢の症状に注意する。

□□□ ★☆☆ [Ⅲ] **マグネシウム**を含む成分は、一般に消化管からの吸収は少ないとされているが、一部は腸で吸収されて尿中に排泄される。

□□□ ★★☆ [Ⅲ] **マグネシウム**を含む成分は、他の医薬品でも配合されていることが多く、併用によって作用が強くなりすぎる可能性があるほか、高マグネシウム血症を生じるおそれがある。

□□□ ★★☆ [Ⅲ] **マグネシウム**を含む成分は、腎臓病の診断を受けた人では、高マグネシウム血症を生じるおそれがあり、使用前に相談するべきである。

□□□ ★★☆ [Ⅴ] 腎臓病の診断を受けた人は、**マグネシウム**を含む成分が配合された瀉下薬を使用する前に「相談すること」とされている。

〈**理由**〉無機塩類(**マグネシウム**)の排泄が遅れたり、体内貯留が現れやすいため

··· ⑧依存性のある成分について整理しよう! ···

• 以下の成分には、依存性がある。 [Ⅲ]

- プソイドエフェドリン塩酸塩
- メチルエフェドリン塩酸塩
- メチルエフェドリンサッカリン塩
- マオウ
- コデインリン酸塩水和物
- ジヒドロコデインリン酸塩
- ブロモバレリル尿素
- アリルイソプロピルアセチル尿素
- カフェイン

116 有機塩素系殺虫成分

□□□ ★★☆ [Ⅲ] 以下は、**有機塩素系殺虫成分**である。

・オルトジクロロベンゼン

□□□ ★★☆ [Ⅲ] **有機塩素系殺虫成分**の殺虫作用は、ピレスロイド系殺虫成分と同様、神経細胞に対する作用に基づくものである。

□□□ ★★☆ [Ⅲ] **有機塩素系殺虫成分**のDDT等は、かつて日本では広く使用され、感染症の撲滅に大きな効果を上げたが、残留性や体内蓄積性の問題から、現在では、オルトジクロロベンゼンがウジ、ボウフラの防除の目的で使用されるのみとなっている。

117 有機リン系殺虫成分

□□□ ★★☆ [Ⅲ]

以下は、**有機リン系殺虫成分**である。

- クロルピリホスメチル
- ジクロルボス
- ダイアジノン
- トリクロルホン
- フェニトロチオン
- フェンチオン
- プロペタンホス

□□□ ★★☆ [Ⅲ]

有機リン系殺虫成分の殺虫作用は、アセチルコリンを分解する酵素(アセチルコリンエステラーゼ)と不可逆的に結合してその働きを阻害《そがい》することによるものである。

□□□ ★★☆ [Ⅲ]

ウジの防除法としては、通常、有機リン系殺虫成分が配合された殺虫剤が用いられる。

□□□ ★★☆ [Ⅲ]

有機リン系殺虫成分は、ほ乳類や鳥類では速やかに分解されて排泄されるため、毒性が比較的低い。

□□□ ★★☆ [Ⅲ]

高濃度又は多量の**有機リン系殺虫成分**に曝露《ばくろ》した場合(例：誤飲した場合)には、神経の異常な興奮が起こり、縮瞳《しゅくどう》、呼吸困難、筋肉麻痺等の症状を生じるおそれがあり、これらの症状が見られたときは、直ちに医師の診断を受ける。

118 陽性界面活性《ようせいかいめんかっせい》成分

分類 殺菌消毒成分

□□□ ★★☆ [Ⅲ] 以下は、**陽性界面活性成分**である。

- セチルピリジニウム塩化物
- ベンザルコニウム塩化物
- ベンゼトニウム塩化物
- セトリミド

□□□ ★★☆ [Ⅲ] **陽性界面活性成分**は、黄色《おうしょく》ブドウ球《きゅう》菌、溶血性連鎖《ようけつせいれんさ》球菌又は真菌類(例:カンジダ)に対する殺菌消毒作用を示すが、結核菌やウイルスには効果がない。

□□□ ★★☆ [Ⅲ] **陽性界面活性成分**は、石けんとの混合によって殺菌消毒効果が低下するので、石けんで洗浄した後に使用する場合には、石けんを十分に洗い流す。

119 ヨウ素系殺菌消毒成分

□□□ ★★☆ ［Ⅲ］

以下は、**ヨウ素系殺菌消毒成分**である。

- ポビドンヨード【P92】
- ヨウ化カリウム
- ヨウ素
- ヨードチンキ【P103】

□□□ ★★★ ［Ⅲ］

ヨウ素系殺菌消毒成分は、ヨウ素による酸化作用により、結核菌を含む一般細菌類、真菌類、ウイルスに対して殺菌消毒作用を示す。

□□□ ★★★ ［Ⅲ］

ヨウ素は、レモン汁やお茶などに含まれるビタミンＣと反応すると、脱色を生じて殺菌作用が失われるため、**ヨウ素系殺菌消毒成分**が配合された含嗽薬では、そうした食品を摂取した直後の使用を避けることが望ましい。

□□□ ★★★ ［Ⅲ］

ヨウ素系殺菌消毒成分は、アルカリ性になるとヨウ素の殺菌力が低下するため、石けん等と併用する場合には、石けん分をよく洗い落としてから使用するべきである。

□□□ ★☆☆ ［Ⅲ］

ヨウ素系殺菌消毒成分は、口腔粘膜の荒れ、しみる、灼熱感《しゃくねつかん》、悪心《おしん》(吐きけ)、不快感を生じることがある。

□□□ ★★☆ [Ⅲ] **ヨウ素系殺菌消毒成分**は、妊娠中に摂取されたヨウ素の一部が血液－胎盤関門を通過して胎児に移行するため、長期間にわたって大量に使用された場合には、胎児にヨウ素の過剰摂取による甲状腺機能障害を生じることがある。

□□□ ★★☆ [Ⅲ] **ヨウ素系殺菌消毒成分**は、摂取されたヨウ素の一部が乳汁中に移行するため、母乳を与える女性では、留意する。

□□□ ★★☆ [Ⅲ] **ヨウ素系殺菌消毒成分**は、外用薬として用いた場合でも、ショック(アナフィラキシー)を生じることがあり、ヨウ素に対するアレルギーの既往《きおう》がある人では、使用を避ける。

□□□ ★★★ [Ⅲ] **ヨウ素系殺菌消毒成分**を口腔内に適用する場合は、結果的にヨウ素の摂取につながって、甲状腺におけるホルモン産生に影響を及ぼす可能性がある。

□□□ ★★★ [Ⅲ] **ヨウ素系殺菌消毒成分**は、バセドウ病や橋本病などの甲状腺疾患の診断を受けた人では、その治療に悪影響(例：治療薬の効果減弱)を生じるおそれがあるため、使用前に相談するべきである。

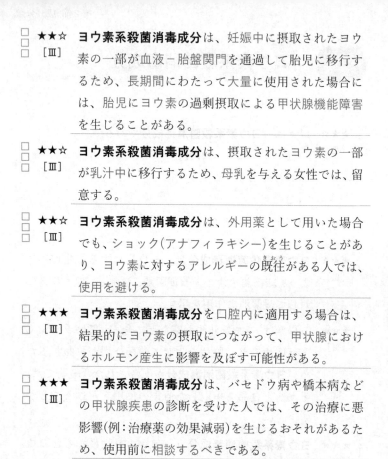

120 添加物成分

□□□ ★★☆ [Ⅴ]
医薬品の**添加物**は、積極的な薬効を期待しているものでなく、製剤としての品質、有効性及び安全性を高めることを目的としている。

□□□ ★★☆ [Ⅲ]
グリチルリチン酸二カリウムは、医薬品の**添加物**(甘味料)として配合されていることもあるが、その場合、薬効が期待できない。

□□□ ★★☆ [Ⅲ]
ホウ酸は、洗眼薬として、用時、水に溶解し、結膜嚢の洗浄・消毒に用いられるが、その抗菌作用による防腐効果を期待して、点眼薬の**添加物**(防腐剤)として配合されることもある。

□□□ ★★☆ [Ⅳ]
化粧品に配合される医薬品の成分は、**添加物**として使用されているなど、薬理作用が期待できない量以下に制限されている。

□□□ ★★★ [Ⅰ]
医薬品の有効成分だけでなく、基本的に薬理作用がない添加物も、アレルギーを引き起こす原因物質(アレルゲン)となり得る。

□□□ ★★☆ [Ⅰ]
以下の**添加物**は、アレルゲンとなり得る。

- 黄色《おうしょく》4号(タートラジン)
- カゼイン
- 亜硫酸塩(例：亜硫酸ナトリウム、ピロ硫酸カリウム)

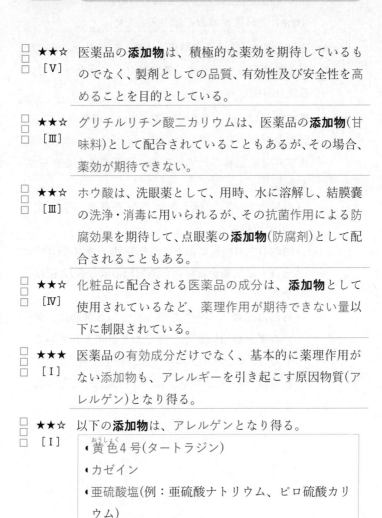

□□□ ★★☆ [V] 薬によりアレルギー症状や喘息を起こしたことがある人は、黄色4号(タートラジン)(**添加物**)を使用する前に「相談すること」とされている。

〈理由〉 喘息誘発のおそれがあるため

□□□ ★★☆ [V] 添付文書の「成分及び分量」には、有効成分の名称及び分量の記載と併せて、**添加物**として配合されている成分も掲げられている。

□□□ ★☆☆ [V] **添加物**として配合されている成分は、現在のところ、製薬企業界の自主申し合わせに基づいて、添付文書及び外箱に記載されているが、以下のようなケースもある。

- 添加物を用途名(例：香料、pH調整剤、等張化《とうちょうか》剤)で記載する。
- 商取引上の機密にあたる添加物は、「その他n成分」(nは記載から除いた添加物の成分数)と記載する。
- 外箱の記載スペースが限られている場合は、アレルギーの原因となり得ることが知られているもの等、安全対策上重要な添加物を記載し、「(これら以外の)添加物成分は、添付文書をご覧ください」していることもある。

第3節
薬効群等

一般用医薬品の薬効群に関する事項について、きちんと理解できているかを確認していきましょう。

121 胃腸鎮痛鎮痙薬《ちんつうちんけい》

□□□ ★★☆ [Ⅲ] **胃腸鎮痛鎮痙薬**の配合成分(例：抗コリン成分、パパベリン塩酸塩)は、胃腸以外にも作用を示すものがほとんどである。

□□□ ★★☆ [Ⅲ] **胃腸鎮痛鎮痙薬**を使用している間は、泌尿器系や循環器系、精神神経系等への副作用が現れやすくなるため、他の**胃腸鎮痛鎮痙薬**の使用を避ける。

□□□ ★★☆ [Ⅲ] 以下の症状の場合は、**胃腸鎮痛鎮痙薬**を使用又は使用を継続するのではなく、医療機関を受診するべきである。

- 次第に強くなる腹痛
- 周期的に現れる腹痛
- 嘔吐や発熱を伴う腹痛
- 下痢や血便・血尿を伴う腹痛
- 30 分以上続く原因不明の腹痛
- 血尿を伴う側腹部の痛み

〈**理由**〉腎臓や尿路の病気が疑われるため

- 小児において長時間、頻回《ひんかい》に現れる腹痛

□□□ ★★☆ [Ⅲ] 原因不明の腹痛に対して、安易に**胃腸鎮痛鎮痙薬**を使用することは好ましくない。

〈**理由**〉医師の診療を受けるまでの当座の対処として使用されると痛みの発生部位が不明確となり、原因の特定を困難にすることがあるため

□□□ ★★☆ [Ⅲ] 下痢に伴う腹痛は、基本的に下痢への対処が優先され、**胃腸鎮痛鎮痙薬**の適用となる症状ではない。

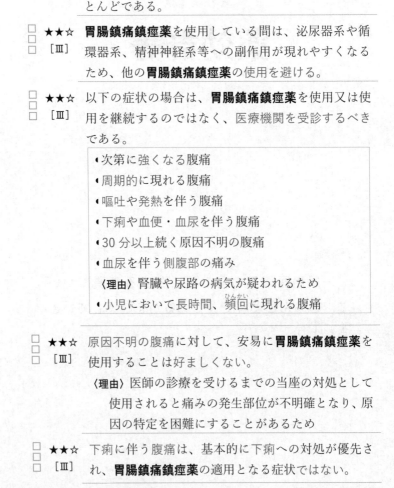

122 一般用検査薬

□□□ ★★☆ [Ⅲ] **一般用検査薬**は、一般の生活者が正しく用いて健康状態を把握し、速やかな受診につなげることで、疾病等を早期発見するためのものである。

□□□ ★★☆ [Ⅲ] **一般用検査薬**の販売に関する注意事項は、以下のとおりである。

- 一般用医薬品の分類(第一類医薬品、第二類医薬品、第三類医薬品)による販売方法を行う。
- 以下の事項について、製品や添付文書等を用い、購入者等が購入後も確認できるようにわかり易く説明する。
  - ・専門的診断におきかわるものではないこと
  - ・検査薬の使い方や保管上の注意
  - ・検体の採取時間とその意義
  - ・妨害物質及び検査結果に与える影響
  - ・検査薬の性能
  - ・検査結果の判定
  - ・受診勧奨(医療機関を受診中の場合は、通院治療を続けること)
  - ・その他検査薬に関する相談には積極的に応じること
- 相談に応じる体制を充実し、購入者等に問い合わせ先を周知する。
- 検査項目によっては、プライバシーに配慮した形で製品の説明を行うことが望ましい。

□□□ ★★☆［Ⅲ］ 体外診断用医薬品の多くは医療用検査薬であるが、**一般用検査薬**については薬局又は医薬品の販売業(店舗販売業、配置販売業)で取り扱うことができる。

□□□ ★★☆［Ⅲ］ **一般用検査薬**の検体は、尿、糞便、鼻汁、唾液、涙液など、採取に際して侵襲《しんしゅう》のないもの(例：採血や穿刺《せんし》をしないもの)である。

□□□ ★☆☆［Ⅲ］ **一般用検査薬**の検査項目は、学術的な評価が確立しており、情報提供により検査結果に対する適切な対応ができ、健康状態を把握して受診につながるものである。

□□□ ★★☆［Ⅲ］ 悪性腫瘍、心筋梗塞や遺伝性疾患などの重大な疾患の診断に関係するものは、**一般用検査薬**の対象外である。

---

123 胃の薬

□□□ ★★☆ [Ⅲ] **胃の薬**には、制酸薬、健胃薬、消化薬のほか、いわゆる総合胃腸薬もある。

□□□ ★★☆ [Ⅲ] **胃の薬**は、基本的に、一時的な胃の不調に伴う諸症状を緩和する目的で使用されるものである。

□□□ ★★☆ [Ⅲ] 以下の症状の場合は、**胃の薬**を使用又は使用を継続するのではなく、医療機関を受診するべきである。

- 慢性的に症状(例：胸やけ)が現れる場合、また、薬が手放せない(例：使用したときは治まるが、やめるとぶり返す)場合

〈理由〉食道裂孔ヘルニア、胃・十二指腸潰瘍、胃ポリープ等を生じている可能性が考えられるため

- 発熱や下痢、めまい、興奮を伴う嘔吐の場合、また、胃の中に吐くものがないのに吐きけが治まらない場合
- 乳幼児や高齢者で、激しい嘔吐の場合

〈理由〉脱水症状を招きやすく、また、吐瀉物《としゃぶつ》が気道に入り込んで呼吸困難を生じることがあるため

□□□ ★★☆ [Ⅲ] 消化を助け、胃もたれを改善し、胃をすっきりさせる効果を主とする**胃の薬**は、食後の服用のものが多い。

□□□ ★★☆ ［Ⅲ］ 空腹時や就寝時の胸やけ、ストレスによる胃酸の出すぎなどを抑える効果を主とする**胃の薬**は、食間又は就寝前の服用のものが多い。

□□□ ★★☆ ［Ⅲ］ 胃もたれと胸やけのどちらの効果も有する**胃の薬**は、食後又は食間の服用のものが多い。

□□□ ★★☆ ［Ⅲ］ 医療機関で治療を受けている人の場合、処方された医療用医薬品の副作用による胃の不快感を防止するために(医療用医薬品の)**胃の薬**が同時に処方されていることがあるので、(一般用医薬品の)**胃の薬**の販売時には、必ず、(医療用医薬品の)**胃の薬**が処方されていないかを確認する。

…⑨**アセトアルデヒド**について整理しよう！…

・アルコールは、肝臓で**アセトアルデヒド**に代謝されたのち、さらに代謝されて酢酸となる。	［Ⅱ］
・二日酔《ふつかよ》いの症状は、アルコールの中間代謝物である**アセトアルデヒド**の毒性によるものと考えられている。	［Ⅱ］
・システインには、以下の作用がある。 ・皮膚においてメラニンの生成を抑える。 ・皮膚の新陳代謝を活発にし、メラニンの排出を促す。 ・肝臓においてアルコールを分解する酵素の働きを助け、**アセトアルデヒド**の代謝を促す。	［Ⅲ］

124 外皮用薬

□□□ ★☆☆ ［Ⅲ］ **外皮用薬**は、皮膚表面に生じた創傷や症状、又は皮膚の下にある毛根、血管、筋組織、関節等の症状を改善・緩和するため、外用局所に直接適用される医薬品である。

□□□ ★☆☆ ［Ⅲ］ **外皮用薬**は、適用する皮膚表面に汚れや皮脂が多く付着していると有効成分の浸透性が低下するため、患部を清浄にしてから使用する。

□□□ ★★☆ ［Ⅲ］ **外皮用薬**は、表皮の角質層が柔らかくなることで有効成分が浸透しやすくなることから、入浴後に用いると効果的である。

□□□ ★★☆ **外皮用薬**に共通する局所性の副作用として、適用部位に発疹《ほっしん》・発赤《ほっせき》、痒《かゆ》みを生じることがあるが、これらは、外皮用薬が適応とする症状との区別が難しいため、一定期間使用しても症状の改善がみられない場合は、副作用の可能性を考慮する。

125 外用痔疾《じしつ》用薬

□□□ ★☆☆ [Ⅲ]

一般用医薬品の痔疾用薬には、**外用痔疾用薬**と内用痔疾用薬があり、いずれもその使用と併せて、痔を生じた要因となっている生活習慣の改善を図ることが重要である。

□□□ ★★☆ [Ⅲ]

外用痔疾用薬は、痔核《じかく》(いぼ痔《じ》)又は裂肛《れっこう》(切《き》れ痔《じ》)による痛み、痒《かゆ》み、腫《は》れ、出血等の緩和、患部の消毒を目的とする坐剤、軟膏剤(注入軟膏を含む)又は外用液剤で、肛門部又は直腸内に適用する。

□□□ ★★☆ [Ⅲ]

外用痔疾用薬の坐剤及び注入軟膏では、同種の成分を含む内服薬や医薬部外品、食品等を併用すると、効き目が強すぎたり、副作用が現れやすくなる。

□□□ ★★☆ [Ⅲ]

以下の症状の場合は、**外用痔疾用薬**を使用又は使用を継続するのではなく、医療機関を受診するべきである。

- 痔の悪化等により細菌感染を生じた場合

  〈理由〉異なる種類の細菌の混合感染が起こり、膿瘍《のうよう》や痔瘻《じろう》を生じて周囲の組織に重大なダメージをもたらすことがあり、これらの治療には手術を要することがあるため
- 痔の原因となる生活習慣を改善し、かつ、使用を一定期間続けても、排便時の出血、痛み、肛門周囲の痒み等が続く場合

  〈理由〉重大な病気(例：肛門癌《がん》)の症状である可能性が考えられるため

□□□ ★★★ [Ⅲ] **外用痔疾用薬**の坐剤及び注入軟膏では、成分の一部が直腸粘膜から吸収されて循環血流中に入りやすく、全身的な影響を生じることがある。

□□□ ★★★ [Ⅴ] 妊婦等は、**外用痔疾用薬**(坐薬、注入軟膏)を使用する前に「相談すること」とされている。

〈**理由**〉腸の急激な動きに刺激されて流産・早産を誘発するおそれがあるため

… ⑩ビリルビンについて整理しよう！ …

・**ビリルビン**は肝臓で代謝されるが、肝機能障害や胆管閉塞を起こすと**ビリルビン**が循環血液中に滞留して、黄疸《おうだん》を生じる。	[Ⅱ]
・黄疸とは、**ビリルビン**が胆汁中へ排出されず、血液中に滞留して、皮膚や白眼が黄色くなる病態である。	[Ⅱ]
・黄疸では、過剰となった血液中の**ビリルビン**が尿中に排出されて、尿の色が濃くなることがある。	[Ⅱ]
・胆汁に含まれる**ビリルビン**は、赤血球のヘモグロビンが分解されて生じた老廃物である。	[Ⅱ]
・腸管内に排出された**ビリルビン**は、腸内細菌によって代謝され、糞便を茶褐色にする色素となる。	[Ⅱ]
・**ビリルビン**は、黄色色素、胆汁色素とも呼ばれる。	[Ⅱ]

126 外用鎮痛(鎮痒《ちんよう》)消炎薬

□□□ ★★☆ [Ⅲ]

一般用医薬品の**外用鎮痛消炎薬**による対処は、痒みや痛み等の症状を一時的に抑える対症療法である。

□□□ ★★☆ [Ⅲ]

以下の症状の場合は、**外用鎮痛消炎薬**を使用又は使用を継続するのではなく、医療機関を受診するべきである。

- 5〜6日間使用して症状が治まらない場合
- 痛みが著しい又は長引く場合
- 脱臼《だっきゅう》や骨折が疑われる場合
- 慢性の湿疹や皮膚炎、又は皮膚症状が広範囲にわたって生じている場合

〈理由〉感染症や内臓疾患、又は免疫機能の異常等による可能性があるため

- アトピー性皮膚炎の場合

〈理由〉医師による専門的な治療を要する疾患であり、一般用医薬品の使用によって対処できる範囲を超えているため

□□□ ★★☆ [Ⅲ]

異常を生じている部位と、皮膚に痒みや痛みが現れる部位とは必ずしも近接していないこともあり、原因がはっきりしない痒みや痛みについて、一般用医薬品の**外用鎮痛消炎薬**により安易に症状の緩和を図ることは適当ではない。

□□□ ★★☆ [V]

外用鎮痒消炎薬(エアゾール剤に限る)は、目の周囲、粘膜等には「使用しないこと」とされている。

〈理由〉エアゾール剤は特定の局所に使用することが一般に困難であり、目などに薬剤が入るおそれがあるため

□□□ ★★☆ [V]

外用鎮痛消炎薬は、目の周囲、粘膜等、また、湿疹、かぶれ、傷口には「使用しないこと」とされている。

〈理由〉皮膚刺激成分により、強い刺激や痛みを生じるおそれがあるため

… ⑪表皮について整理しよう！ …

・メラニン色素は、**表皮**の最下層にあるメラノサイトで産生され、紫外線から皮膚組織を防護する。	[Ⅱ]
・外皮用薬は、**表皮**の角質層が柔らかくなって有効成分が浸透しやすくなるため、入浴後に用いると効果的である。	[Ⅲ]
・創傷面に浸出《しんしゅつ》してきた液には、**表皮**の再生の元になる細胞を活性化させる成分が含まれているため、最近では、創傷面を乾燥させない絆創膏《ばんそうこう》が販売されている。	[Ⅲ]
・いぼ(疣贅《ゆうぜい》)は、**表皮**が隆起した小型の良性の腫瘍《しゅよう》で、ウイルス性のいぼと老人性のいぼに大別される。	[Ⅲ]

127 角質軟化薬

類似 うおのめ・いぼ・たこ用薬

□□□ ★★☆ [Ⅲ] **角質軟化薬**には、いぼの原因となるウイルスに対する抑制作用がない。

□□□ ★★☆ [Ⅲ] 以下の症状の場合は、**角質軟化薬**を使用又は使用を継続するのではなく、医療機関を受診するべきである。

- いぼが広範囲にわたって生じている場合
- いぼが外陰部や肛門周囲に生じている場合

□□□ ★★☆ [Ⅴ] **うおのめ・いぼ・たこ用薬**は、目の周囲、粘膜、やわらかな皮膚面(例：首のまわり)、顔面等には「使用しないこと」とされている。

〈理由〉角質溶解作用の強い薬剤であり、誤って目に入ると障害を与える危険性があるため。また、粘膜や首の回り等の柔らかい皮膚面、顔面等に対しては作用が強すぎるため

□□□ ★★☆ [Ⅴ] **うおのめ・いぼ・たこ用薬**は、炎症又は傷のある患部には「使用しないこと」とされている。

〈理由〉刺激が強く、症状を悪化させるおそれがあるため

128 かぜ薬

別名 総合感冒薬

□□□ ★★☆ ［Ⅲ］ **かぜ薬**は、咳で眠れなかったり、発熱で体力を消耗しそうなときなど、かぜの諸症状の緩和を図る対症療法薬である。

□□□ ★★★ ［Ⅲ］ **かぜ薬**は、ウイルスの増殖を抑えたり、体内からウイルスを除去するものではない。

□□□ ★★☆ ［Ⅲ］ かぜであるからといって、必ずしも**かぜ薬**を選択するのが最適とは限らない。

□□□ ★★☆ ［Ⅲ］ 発熱、咳のように、かぜの症状がはっきりしている場合には、**かぜ薬**ではなく、解熱鎮痛薬、鎮咳去痰薬を選択することが望ましい。

〈理由〉 不要な成分が配合されていると副作用のリスクを無意味に高めてしまうことになるため

□□□ ★★☆ ［Ⅲ］ **かぜ薬**の重篤な副作用は、解熱鎮痛成分(生薬成分を除く)によるものが多い。

□□□ ★★☆ ［Ⅲ］ **かぜ薬**(漢方処方成分、生薬成分のみからなる場合を除く)の使用上の注意では、配合成分によらず、以下の副作用が共通の記載となっている。

- ショック(アナフィラキシー)
- 皮膚粘膜眼症候群
- 中毒性表皮壊死融解症
- 喘息
- 間質性肺炎

□□□ ★★☆ [Ⅲ]

かぜ薬には、通常、複数の有効成分が配合されているため、他のかぜ薬、解熱鎮痛薬、鎮咳去痰薬、鼻炎用薬、アレルギー用薬、鎮静薬、睡眠改善薬等と併用すると、同種の成分が重複して、効き目が強すぎたり、副作用が起こりやすくなる。

□□□ ★★☆ [Ⅲ]

かぜの民間療法として酒類(アルコール)が用いられることもあるが、アルコールは医薬品の成分の吸収や代謝に影響を与え、肝機能障害等の副作用が起こりやすくなるため、**かぜ薬**の服用期間中は、飲酒を控える。

□□□ ★★☆ [Ⅴ]

かぜ薬の服用前後は、「飲酒しないこと」とされている。

〈理由〉肝機能障害、胃腸障害が生じるおそれがあるため

□□□ ★★☆ [Ⅲ]

かぜ薬の使用は、発熱や頭痛・関節痛、くしゃみ、鼻汁・鼻閉《びへい》、咽喉痛《いんこうつう》、咳、痰等の症状を緩和する対症療法である。

□□□ ★★☆ [Ⅴ]

かぜ薬は、「長期連用しないこと」とされている。

〈理由〉一定期間又は一定回数使用しても症状の改善がみられない場合は、他に原因がある可能性があるため

□□□ ★★☆ [Ⅴ]

高熱の症状がある人は、**かぜ薬**を使用する前に「相談すること」とされている。

〈理由〉かぜ以外のウイルス性の感染症その他の重篤な疾患の可能性があるため

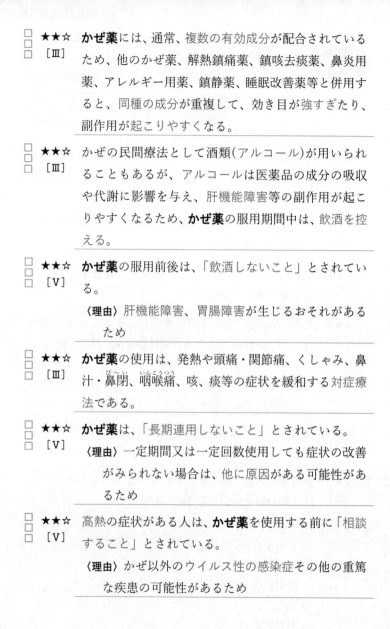

□□□ ★★☆ [V]

本剤(**かぜ薬**)又は本剤の成分によりアレルギー症状を起こしたことがある人は、本剤を「使用しないこと」とされている。

〈理由〉 アレルギー症状の既往歴のある人が再度使用した場合、重篤なアレルギー性の副作用を生じる危険性が高まるため

□□□ ★★☆ [Ⅲ]

以下の場合は、**かぜ薬**を使用又は使用を継続するのではなく、医療機関を受診するべきである。

- 一定期間又は一定回数使用しても症状の改善がみられない場合や、使用後に症状が悪化した場合

  〈理由〉 別の疾患や細菌感染の合併、かぜ薬自体の副作用が疑われるため

- 高熱、黄色や緑色に濁った膿性の鼻汁・痰、喉の激しい痛みや腫《は》れ、呼吸困難を伴う激しい咳といった症状がみられる場合

  〈理由〉 一般用医薬品の対処範囲でないため

- 慢性の呼吸器疾患、心臓病、糖尿病の基礎疾患がある人の場合

  〈理由〉 基礎疾患の悪化や合併症の発症を避けるため

- 小児の症状が長引く場合

  〈理由〉 小児のかぜでは、急性中耳炎を併発しやすいため

- 2歳未満の乳幼児の場合

  〈理由〉 医師の診断を受けさせることを優先し、止むを得ない場合にのみ、一般用医薬品を服用させることとされているため

129 化膿性皮膚疾患用薬

□□□ ★★☆ ［Ⅲ］

以下の症状の場合は、**化膿性皮膚疾患用薬**を使用又は使用を継続するのではなく、医療機関を受診するべきである。

- 患部が広範囲である場合
- 患部の湿潤やただれがひどい場合
- 5〜6日間使用して症状の改善がみられない場合

〈理由〉免疫機能の低下等の重大な疾患の可能性が考えられるため

□□□ ★★☆ ［Ⅲ］

化膿性皮膚疾患用薬を漫然と使用していると、皮膚常在菌が静菌化される一方で、連鎖球菌、黄色ブドウ球菌などの化膿菌は耐性を獲得するおそれがある。

130 眼科用薬

□□□ ★★☆ ［Ⅲ］ **眼科用薬**は、目の疲れやかすみ、痒み等の症状の緩和を目的として、結膜嚢《けつまくのう》に適用する外用薬である。

□□□ ★★☆ ［Ⅲ］ **眼科用薬**には、点眼薬、洗眼薬、コンタクトレンズ装着液がある。

□□□ ★★☆ ［Ⅲ］ **眼科用薬**に共通する局所性の副作用として、目の充血や痒《かゆ》み、腫《は》れを生じることがあるが、これらは、点眼薬が適応とする症状との区別が難しいため、一定期間使用して症状の改善がみられない場合は、副作用の可能性を考慮する。

□□□ ★★☆ ［Ⅲ］ **眼科用薬**に共通する全身性の副作用として、皮膚に発疹《ほっしん》、発赤《ほっせき》、痒みを生じることがあるが、一般の生活者においては、原因が**眼科用薬**によるものと思い至らず、アレルギー用薬や外皮用薬で対処しようとすることがある。

□□□ ★★☆ ［Ⅴ］ はげしい目の痛みの症状がある人は、**眼科用薬**を使用する前に「相談すること」とされている。

〈理由〉急性緑内障、角膜潰瘍《かいよう》又は外傷等の可能性が考えられるため。特に、急性緑内障の場合には、専門医の処置によって早急に眼圧を下げないと失明の危険性があり、角膜潰瘍の場合も、専門医による適切な処置を施さないと視力障害等を来《きた》すことがあるため

□□□ ★★☆ [V] 緑内障の診断を受けた人は、**眼科用薬**を使用する前に「相談すること」とされている。

〈理由〉 緑内障による目のかすみには効果が期待できないため。また、充血除去作用成分が配合されている場合には、眼圧が上昇し、緑内障を悪化させるおそれがあるため

… ⑫真皮《しんぴ》について整理しよう！ …

・**真皮**は、線維芽《せんいが》細胞とその細胞で産生された線維性のタンパク質からなる結合組織の層で、皮膚に弾力と強さを与えている。	[Ⅱ]
・**真皮**には、毛細血管や知覚神経の末端が通っている。	[Ⅱ]
・皮膚の色は、表皮や**真皮**に沈着したメラニン色素によるものである。	[Ⅱ]
・うおのめ(鶏眼《けいがん》)は、角質の芯《しん》が**真皮**にくい込んでいるため、圧迫されると痛みを感じる。	[Ⅲ]

131 含嗽薬《がんそうやく》

別名 うがい薬

□□□ ★★☆ [Ⅲ] **含嗽薬**は、口腔及び咽頭の殺菌・消毒・洗浄、口臭の除去等を目的として、用時水に希釈又は溶解してうがいに用いる、又は患部に塗布した後に水でうがいする外用液剤である。

□□□ ★☆☆ [Ⅲ] 一般用医薬品の**含嗽薬**には、咽頭部の炎症を和らげる成分、殺菌消毒成分等が組み合わせて配合されている。

□□□ ★★★ [Ⅲ] 水で用時希釈又は溶解して使用する**含嗽薬**の製品では、調製した濃度が濃すぎても薄すぎても効果が十分得られない。

□□□ ★★☆ [Ⅲ] **含嗽薬**の使用後すぐに食事を摂ると、殺菌消毒効果が薄れやすい。

□□□ ★★☆ [Ⅲ] **含嗽薬**では、成分の一部が口腔や咽頭の粘膜から吸収されて循環血流中に入りやすく、全身的な影響を生じることがある。

□□□ ★★☆ [Ⅲ] **含嗽薬**は、は、口腔内にひどいただれがある人では、刺激感が現れやすいほか、循環血流中への移行による全身的な影響も生じやすい。

□□□ ★★☆ [Ⅴ] 口内のひどいただれがある人は、**含嗽薬**を使用する前に「相談すること」とされている。

〈理由〉粘膜刺激を起こすおそれのある成分が配合されている場合があるため

第3節 薬効群等

□ ★★☆ 以下の症状の場合は、**含嗽薬**を使用又は使用を継続
□ [Ⅲ] するのではなく、医療機関を受診するべきである。
□

- 飲食物を飲み込むときに激しい痛みを感じる場合

〈**理由**〉扁桃蜂巣炎《へんとうほうそうえん》や扁桃膿瘍《のうよう》等を生じている可能性があるため

- 喉《のど》を酷使したりしていないにもかかわらず、症状が数週間以上続く場合

〈**理由**〉喉頭癌《がん》等の重大な疾患が原因である可能性があるため

132 浣腸薬

□□□ ★★☆ [Ⅲ] **浣腸薬**は、便秘の場合に排便を促すことを目的として、直腸内に適用される医薬品である。

□□□ ★☆☆ [Ⅲ] **浣腸薬**の剤形には、注入剤(肛門から薬液を注入するもの)のほか、坐剤がある。

□□□ ★★★ [Ⅲ] **浣腸薬**の注入剤に関連する注意事項は、以下のとおりである。

- 薬液の放出部を肛門に差し込み、薬液だまりを絞って、薬液を押し込むように注入する。
- 注入するときはゆっくりと押し込み、注入が終わったら放出部をゆっくりと抜き取る。
- 注入する薬液は人肌程度に温めておくと、不快感を生じることが少ない。
- 薬液を注入した後すぐに排便を試みると、薬液のみが排出されて効果が十分得られないことから、便意が強まるまでしばらく我慢する。薬液が漏れ出しそうな場合は肛門を脱脂綿等で押さえておくとよい。
- 半量等を使用する用法がある場合、残量を再利用すると感染のおそれがあるので使用後は廃棄する。
- 直腸内の浸透圧変化に伴い、使用時の体調によっては肛門部に熱感を生じることがある。
- 肛門から異物を注入するため、人によっては肛門部の不快感を生じることがある。

□□□ ★★☆ [Ⅲ] **浣腸薬**の坐剤に関連する注意事項は、以下のとおりである。

- 薬剤が柔らかい場合には、しばらく冷やした後に使用する。
- 薬剤が硬すぎる場合には、無理に挿入すると直腸粘膜を傷つけるおそれがあるため、柔らかくなった後に使用する。
- 坐剤を挿入した後すぐに排便を試みると、坐剤が排出されて効果が十分得られないことから、便意が強まるまでしばらく我慢する。

□□□ ★★☆ [Ⅲ] **浣腸薬**には、以下の成分が配合される。

注入剤	坐剤
•グリセリン【P38】 •ソルビトール	•ビサコジル【P76】 •炭酸水素ナトリウム

□□□ ★★☆ [Ⅲ] **浣腸薬**は、便秘以外のときに直腸内容物の排除を目的として用いることは適当でない。

□□□ ★★☆ [Ⅲ] 便秘になりやすい食生活等の生活習慣の改善が重要であり、**浣腸薬**の使用は、一時的なものにとどめる。

□□□ ★★★ [Ⅲ] **浣腸薬**は、繰り返し使用すると直腸の感受性の低下(いわゆる慣れ)を生じて効果が弱くなり、医薬品の使用に頼りがちになるため、連用できない。

□□□ ★★☆ [Ⅲ] **浣腸薬**は、乳幼児では、安易な使用を避ける。

□□□ ★★★ [Ⅲ] **浣腸薬**は、一般に、直腸の急激な動きに刺激されて流産・早産を誘発するおそれがあるため、妊婦等では、使用を避けるべきである。

□□□ ★★★ [Ⅴ] 妊婦等は、**浣腸薬**を使用する前に「相談すること」とされている。

〈理由〉腸の急激な動きに刺激されて流産・早産を誘発するおそれがあるため

□□□ ★★☆ [Ⅲ] 以下の症状の場合は、**浣腸薬**を使用するのではなく、医療機関を受診するべきである。

- 腹痛が著しい場合、便秘に伴って吐きけ等が現れた場合
- 排便時に出血を生じる場合

〈理由〉痔出血のほか、直腸ポリープや直腸癌等に伴う出血の可能性があるため

□□□ ★★☆ [Ⅴ] 激しい腹痛又は吐き気等の症状がある人は、**浣腸薬**を使用する前に「相談すること」とされている。

〈理由〉急性腹症《ふくしょう》の症状である可能性があり、浣腸薬の配合成分の刺激によって、その症状を悪化させるおそれがあるため

---

133 漢方処方製剤

□□□ ★☆☆ ［Ⅲ］ 漢方薬(漢方医学で用いる薬剤全体を概念的に広く表現したもの)は、漢方医学の考え方に沿うように基本的に生薬を組み合わせて構成された漢方処方に基づく**漢方処方製剤**(漢方方《ほう》剤)として存在する。

□□□ ★☆☆ ［Ⅲ］ **漢方処方製剤**の多くは、処方に基づく生薬混合物の浸出液を濃縮して調製された乾燥エキス製剤を散剤等に加工して市販されているが、軟《なん》エキス剤、伝統的な煎剤《せんざい》用の刻《きざ》み生薬の混合物、処方に基づいて調製された丸《がん》剤等も存在する。

□□□ ★★★ ［Ⅲ］ **漢方処方製剤**は、患者の「証《しょう》」に合った漢方処方が選択されれば効果を期待できるが、合わないものが選択された場合には、効果が得られないばかりでなく副作用を生じやすい。

□□□ ★★★ ［Ⅲ］ **漢方処方製剤**は、重篤な副作用(例：間質性肺炎、肝機能障害)を生じることがあり、また、証に適さない**漢方処方製剤**が使用されたために、症状の悪化や副作用を引き起こすこともある。

□□□ ★★☆ ［Ⅲ］ **漢方処方製剤**に関し、一般の生活者の中には、「すべからく作用が穏やかで、副作用が少ない」と誤って認識している場合があり、副作用を看過する要因となりやすい。

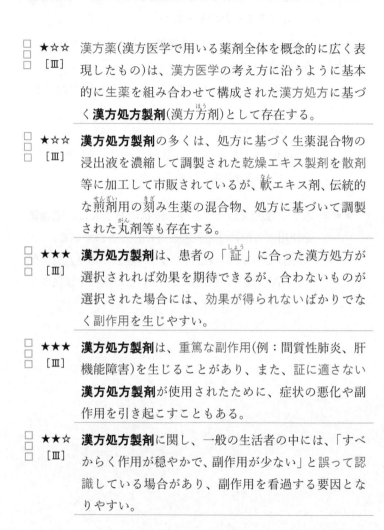

□□□ ★★☆ [Ⅲ] **漢方処方製剤**は、用法用量において適用年齢の下限が設けられていない場合であっても、生後 3 ヶ月未満の乳児に使用してはならない。

□□□ ★★☆ [Ⅲ] **漢方処方製剤**は、症状の原因となる体質の改善を主眼としているものが多く、比較的長期間(1ヶ月位)継続して服用されることがある。

□□□ ★★☆ [Ⅲ] **漢方処方製剤**によっては、まれに症状が進行してしまうこともある。

□□□ ★★☆ [Ⅲ] 漢方処方自体が一つの有効成分として独立しており、自己判断で生薬成分を追加摂取した場合は、生薬の構成が乱れて漢方処方が成立しなくなるため、**漢方処方製剤**と生薬製剤等との併用には注意する。

□□□ ★★☆ [Ⅲ] 複数の漢方処方で共通している生薬もあり、同じ生薬を含む**漢方処方製剤**を併用すると、作用が強すぎたり、副作用が現れやすくなる。

□□□ ★★☆ [Ⅲ] **漢方処方製剤**を一定期間又は一定回数使用しても症状の改善が認められない場合には、証が適していないことのほか、一般用医薬品によって対処できない症状である可能性もあるので、必要に応じて医療機関を受診する。

□□□ ★★★ [Ⅲ] 小柴胡湯《しょうさいことう》とインターフェロン製剤のように医療用医薬品との相互作用も知られており、医師の治療を受けている人では、**漢方処方製剤**の使用の可否について相談するべきである。

□□□ ★★☆ 肥満症又は肥胖《ひはん》症に用いられる**漢方処方製剤**(例：防已黄耆湯、防風通聖散、大柴胡湯)は、どのような肥満症にも適すものではない。

---

134 忌避剤《きひ》

□□□ ★☆☆ [Ⅲ]

忌避剤のうち、衛生害虫の防除を目的とするものは、医薬品又は医薬部外品として、医薬品医療機器等法による規制の対象になっている。

□□□ ★★☆ [Ⅲ]

忌避剤の使用に関する注意事項は、以下のとおりである。

- 蚊、ブユが多い戸外での使用等、必要な場合にのみ使用する。
- 塗りむらがあると忌避効果が落ちるため、スプレー剤を使用したあとに手で塗り拡げるなどして、必要以上に使用しない。
- 粘膜刺激性があるため、創傷面、目の周囲、粘膜等に薬剤が触れないようにする。
- 皮膚にひどい湿疹やただれを起こしている人では、使用を避けるべきである。
- 薬剤により合成繊維やプラスチック製品に腐食を生じることがある。
- 顔面に使用する場合は、いったん手のひらにスプレー剤を噴霧してから塗布し、直接、顔面に噴霧しない。
- 目や口の粘膜に触れやすくなるため、玄関のような狭い場所では、使用を避けるべきである。
- 目に入った場合は、直ちに大量の水でよく洗い流し、症状が重い場合には、含有成分(例：ディートとアルコール)を伝えて眼科医の診療を受ける。

□□□ ★★☆ [Ⅲ] **忌避剤**は、人体に直接使用されるが、蚊、ツツガムシ、トコジラミ、ノミ等による吸血や病原細菌等の媒介を防止するものであり、虫さされによる痒《かゆ》み・腫《は》れを和らげる効果はない。

□□□ ★★☆ [Ⅲ] 殺虫剤の効果が十分期待できない場所(例：野外)では、**忌避剤**を用いて蚊による吸血の防止が図られる。

… ⑬脊髄《せきずい》について整理しよう！ …

・中枢神経系は、脳と**脊髄**から構成される。	[Ⅱ]
・**脊髄**は脊椎《せきつい》の中にある。	[Ⅱ]
・**脊髄**は、末梢からの刺激の一部に対して、脳を介さずに刺激を返すことがある(**脊髄反射**)。	[Ⅱ]
・メトカルバモールは、骨格筋の緊張をもたらす**脊髄反射**を抑制する。	[Ⅲ]

135 強心薬

□□□ ★★☆ [Ⅲ]
強心薬は、疲労やストレス等による軽度の心臓の働きの乱れについて、心臓の働きを整えて、動悸や息切れ等の症状の改善を目的とする医薬品である。

□□□ ★★☆ [Ⅲ]
強心薬には、心筋に作用して、その収縮力を高めるとされる成分(強心成分)が主体として配合される。

□□□ ★★☆ [Ⅲ]
以下の症状の場合は、**強心薬**を使用又は使用を継続するのではなく、医療機関を受診するべきである。

- 5～6 日間使用して症状の改善がみられない場合
  〈理由〉 心臓以外の要因が考えられるため
- 激しい運動をしていないにもかかわらず、以下の症状を生じる場合
  - ・突発的に動悸や息切れが起こる
  - ・意識が薄れる
  - ・十分に脈が触れなくなる
  - ・胸部が痛む
  - ・冷や汗を伴う

□□□ ★★☆ [Ⅲ]
一般用医薬品には副作用として動悸を生じるものもあるが、一般の生活者の中には、副作用と認識せずに**強心薬**による対処を図ろうとする場合がある。

□□□ ★★☆ [Ⅲ] **強心薬**は、医師の治療を受けている人では、使用前に相談するべきである。

〈理由〉 治療中の疾患(心臓病に限らない)に悪影響を及ぼすことがあり、また、動悸や息切れの症状が治療中の疾患に起因する可能性や、処方された薬剤の副作用である可能性も考えられるため

□□□ ★☆☆ [Ⅲ] **強心薬**の使用によって症状の緩和を図るだけでなく、生活習慣の改善(例：心臓に無理を生じない程度の軽い運動と休息の繰り返し)によって、動悸や息切れを起こしにくい体質づくりを図ることも重要である。

---

136 禁煙補助剤

□□□ ★★☆ [Ⅲ]

禁煙補助剤は、ニコチン置換《ちかん》療法に使用される、ニコチンを有効成分とする医薬品である。

□□□ ★★☆ [Ⅲ]

禁煙補助剤には、咀嚼《そしゃく》剤とパッチ製剤がある。

□□□ ★★★ [Ⅲ]

禁煙補助剤の咀嚼剤に関連する事項は、以下のとおりである。

- 噛《か》むことにより口腔内でニコチンが放出され、口腔粘膜から吸収されて循環血液中に移行する。
- ゆっくりと断続的に噛む。

〈理由〉菓子のガムのように噛むと唾液が多く分泌され、ニコチンが唾液とともに飲み込まれてしまい、口腔粘膜からの吸収が十分なされないため。また、吐きけや腹痛等の副作用が現れやすくため

- 1度に2個以上の使用を避ける。

〈理由〉大量に使用しても禁煙達成が早まるものでなく、かえってニコチンの過剰摂取による副作用のおそれがあるため

- 顎《あご》の関節に障害がある人では、使用を避ける。
- 口内炎や喉の痛み・腫れの症状がある人では、口内・喉の刺激感等の症状が現れやすくなる。
- 口腔内を酸性にする食品(例：コーヒー、炭酸飲料)を摂取した後しばらくは使用を避ける。

□□□ ★★☆ ［Ⅲ］

禁煙補助剤のパッチ製剤に関連する事項は、以下のとおりである。

- 1日1回皮膚に貼付することによりニコチンが皮膚を透過して血中に移行する。

□□□ ★☆☆ ［Ⅲ］

禁煙補助剤は、以下の副作用を生じることがある。

- 口内炎
- 喉の痛み
- 消化器症状(悪心《おしん》・嘔吐、食欲不振、下痢)
- 皮膚症状(発疹《ほっしん》・発赤《ほっせき》、掻痒感《そうようかん》)
- 精神神経症状(頭痛、めまい、思考減退、眠気)
- 循環器症状(動悸《どうき》)
- 胸部不快感、胸部刺激感
- 顔面紅潮、顔面浮腫
- 気分不良

□□□ ★★☆ ［Ⅲ］

禁煙補助剤は、うつ病と診断されたことのある人では、禁煙時の離脱症状により、うつ症状を悪化させることがあるため、使用を避ける。

□□□ ★★☆ ［Ⅲ］

禁煙補助剤は、妊婦等では、摂取されたニコチンにより胎児に影響が生じるおそれがあるため、使用を避ける。

□□□ ★★☆ ［Ⅲ］

禁煙補助剤は、母乳を与える女性では、摂取されたニコチンにより乳児に影響が生じるおそれがあるため、使用を避ける。

□□□ ★★★ [Ⅲ] **禁煙補助剤**に配合されるニコチンは、交感神経系を興奮させる作用を示し、アドレナリン作動成分が配合された鎮咳去痰薬、鼻炎用薬、痔疾用薬等との併用により、その作用を増強させるおそれがある。

□□□ ★★☆ [Ⅲ] **禁煙補助剤**は、以下の人では、循環器系に重大な悪影響を及ぼすおそれがあるため、使用を避ける。

- 重い心臓病を有する人(例：3ヶ月以内に心筋梗塞の発作を起こした人、重い狭心症・重い不整脈の診断を受けた人)
- 急性期脳血管障害(例：脳梗塞、脳出血)の診断を受けた人

□□□ ★★☆ [Ⅲ] **禁煙補助剤**は、以下の診断を受けた人では、使用している治療薬の効果に影響を生じたり、症状を悪化させる可能性があるため、使用前に相談するべきである。

- 心臓疾患(心筋梗塞、狭心症、不整脈)
- 脳血管障害(例：脳梗塞、脳出血)
- バージャー病(末梢血管障害)
- 高血圧
- 甲状腺機能障害
- 褐色細胞腫《かっしょくさいぼうしゅ》
- 糖尿病(インスリン製剤を使用している人)
- 咽頭炎、食道炎
- 胃・十二指腸潰瘍
- 肝臓病
- 腎臓病

□□□ ★★☆ [Ⅲ] **禁煙補助剤**は、非喫煙者では、一般にニコチンに対する耐性がないため、吐きけ、めまい、腹痛などの症状が現れやすく、誤って使用しないよう注意する。

□□□ ★★☆ [Ⅲ] **禁煙補助剤**は、喫煙を完全に止めたうえで使用する。

□□□ ★★☆ [Ⅲ] 血中のニコチン濃度が急激に高まるおそれがあり、**禁煙補助剤**の使用中又は使用直後の喫煙を避ける。

□□□ ★★☆ [Ⅲ] **禁煙補助剤**は、他のニコチン含有製剤と併用すると、ニコチンの過剰摂取となるおそれがある。

□□□ ★★☆ [Ⅲ] **禁煙補助剤**は、長期間にわたって使用されるべきものでなく、添付文書で定められた期限を超える使用を避ける。

□□□ ★★☆ [Ⅲ] **禁煙補助剤**の使用による禁煙達成が困難なほどの重度の依存を生じている場合は、ニコチン依存症の治療を行う禁煙外来(医療機関)を受診するべきである。

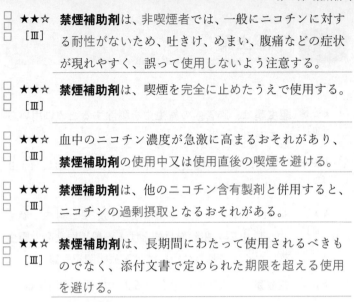

137 駆虫薬《くちゅう》

□□□ ★☆☆ ［Ⅲ］ **駆虫薬**は、腸管内の寄生虫を駆除するために用いられる医薬品である。

□□□ ★★★ ［Ⅲ］ 一般用医薬品の**駆虫薬**が対象とする寄生虫は、回虫《かいちゅう》と蟯虫《ぎょうちゅう》である。

□□□ ★★☆ ［Ⅲ］ 条虫《じょうちゅう》(いわゆるサナダ虫など)や吸虫《きゅうちゅう》、鉤虫《こうちゅう》、旋毛《せんもう》虫《ちゅう》、鞭虫《べんちゅう》等の駆除を目的とする一般用医薬品の**駆虫薬**はなく、これらについては医療機関を受診する。

□□□ ★★☆ ［Ⅲ］ **駆虫薬**は、腸管内に生息する虫体にのみ作用する。

□□□ ★★☆ ［Ⅲ］ **駆虫薬**は、虫卵や、腸管内以外に潜伏している回虫の幼虫に作用が及ばないため、1ヵ月以上の間隔をおいて、それらが成虫となった頃にあらためて使用しなければ、完全に駆除できない。

□□□ ★★☆ ［Ⅲ］ 通常、衣食を共にする家族全員に感染の可能性があるため、保健所等の虫卵検査で感染が確認された場合は、家族一緒に**駆虫薬**で駆虫を図る。

□□□ ★★☆ ［Ⅲ］ **駆虫薬**は、一度に多く服用しても駆虫効果が高まることはなく、かえって副作用が現れやすくなるため、定められた 1 日の服用回数や服用期間を守って適正に使用する。

□□□ ★★☆ ［Ⅲ］ 複数の**駆虫薬**を併用しても駆虫効果が高まることはなく、副作用が現れやすくなり、また、組合せによってはかえって駆虫作用が減弱することもある。

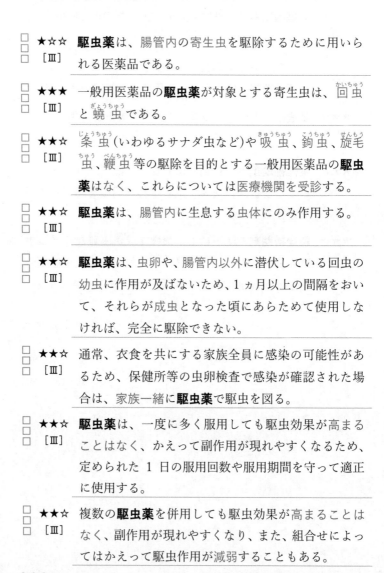

□□□ ★★☆ [Ⅲ] **駆虫薬**は、その駆虫成分が腸管内において薬効をもたらす局所作用を目的としているが、消化管からの吸収は、好ましくない全身作用(全身性の副作用)を生じる原因となる。

□□□ ★★☆ [Ⅲ] 食事を摂って消化管内に内容物があるときに使用すると、消化管内容物の消化・吸収に伴って駆虫成分の吸収が高まることから、**駆虫薬**の多くは、空腹時に使用する。

□□□ ★★☆ [Ⅲ] 虫体や残留する駆虫成分の排出を促すため瀉下薬が併用されることがあるが、瀉下薬としてヒマシ油を使用すると腸管内で駆虫成分が吸収されやすくなり、副作用を生じる危険性が高まるため、**駆虫薬**は、ヒマシ油との併用を避ける。

□□□ ★★☆ [Ⅴ] 本剤(以下)を使用している間は「他の瀉下薬を使用しないこと」とされている。

- 瀉下成分が配合された**駆虫薬**

〈理由〉 激しい腹痛を伴う下痢等の副作用が現れやすくなるため

□□□ ★★☆ [Ⅴ] **駆虫薬**は、「○○以上続けて服用しないこと」とされている。

※○○には、承認内容にしたがって回数又は日数を記載

〈理由〉 過度に服用しても効果が高まることはなく、かえって副作用を生じるおそれがあるため。また、虫卵には駆虫作用が及ばず、成虫になるまでには1ヶ月以上の間隔を置く必要があるため

第3節 薬効群等

138 解熱鎮痛薬

□□□ ★★☆ [Ⅲ]
解熱鎮痛薬とは、病気や外傷が原因で生じている発熱や痛みを緩和するために使用される医薬品(内服薬)の総称である。

□□□ ★★☆ [Ⅲ]
解熱鎮痛薬は、以下を目的として使用される。

- 痛みのシグナルの増幅を防いで痛みを鎮める(鎮痛)
- 異常となった体温調節メカニズムを正常状態に戻して熱を下げる(解熱)
- 炎症が発生している部位に作用して腫《は》れなどの症状を軽減する(抗炎症)

□□□ ★★☆ [Ⅲ]
多くの**解熱鎮痛薬**には、体内におけるプロスタグランジンの産生を抑える成分が配合されている。

□□□ ★★☆ [Ⅲ]
月経そのものが起こる過程にプロスタグランジンが関わっていることから、月経痛(生理痛)が**解熱鎮痛薬**の効能・効果に含まれている。

□□□ ★★☆ [Ⅲ]
腹痛を含む痙攣性の内臓痛は、発生の仕組みが異なるため、**解熱鎮痛薬**(一部の漢方処方製剤を除く)の効果が期待できない。

□□□ ★★☆ [Ⅲ]
解熱鎮痛薬は、長期間にわたって使用すると、自覚症状がないまま徐々に臓器の障害が進行するおそれがあるため、長期連用は避けるべきである。

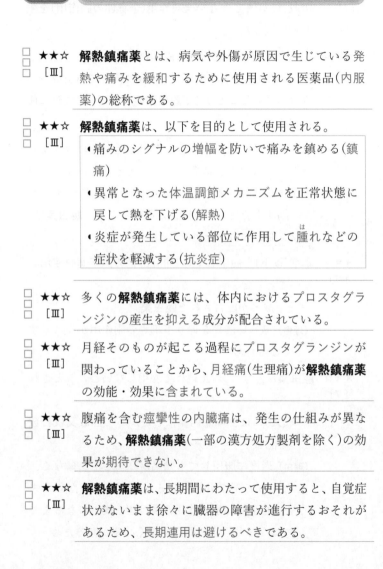

□□□ ★★☆ [V] **解熱鎮痛薬**は、「長期連用しないこと」とされている。
〈理由〉一定期間又は一定回数使用しても症状の改善がみられない場合は、他に原因がある可能性があるため

□□□ ★★☆ [Ⅲ] アルコールが解熱鎮痛成分の吸収や代謝に影響を与え、肝機能障害等を起こしやすくするおそれがあるため、**解熱鎮痛薬**の服用期間中は、飲酒を避ける。

□□□ ★★☆ [V] **解熱鎮痛薬**の服用前後は、「飲酒しないこと」とされている。
〈理由〉肝機能障害、胃腸障害が生じるおそれがあるため

□□□ ★★☆ [Ⅲ] 一般用医薬品の**解熱鎮痛薬**は、複数の有効成分が配合されている製品が多く、他の解熱鎮痛薬やかぜ薬、鎮静薬、外用消炎鎮痛薬(一般用医薬品に限らない)等と併用すると、同種の成分が重複して、効き目が強すぎたり、副作用が起こりやすくなる。

□□□ ★★☆ [Ⅲ] **解熱鎮痛薬**に関し、一般の生活者の中には、「痛み止めと熱さましは影響し合わない」と誤って認識している場合がある。

□□□ ★★☆ [Ⅲ] **解熱鎮痛薬**の使用は、発熱や痛みを一時的に抑える対症療法であって、疾病の原因を根本的に解消するものではない。

□□□ ★★☆ [Ⅲ] 体温が 38℃以下であれば、通常、ひきつけや著しい体力消耗等のおそれはなく、平熱になるまで**解熱鎮痛薬**を用いる必要はない。

□□□ ★★☆ [Ⅲ] **解熱鎮痛薬**が常時手放せないような場合(例：使用したときは症状が治まるものの、しばらくすると頭痛が再発する)には、薬物依存が形成されている可能性がある。

□ ★★☆ 以下の場合は、**解熱鎮痛薬**を使用又は使用を継続す
□ ［Ⅲ］ るのではなく、医療機関を受診するべきである。
□

- 以下の症状を伴う発熱、1週間以上続く発熱
  - ・激しい腹痛や下痢などの消化器症状
  - ・息苦しいなどの呼吸器症状
  - ・排尿時の不快感等の泌尿器症状
  - ・発疹や痒みなどの皮膚症状

〈理由〉 単なるかぜが原因ではなく、かぜ以外の感染症やその他の重大な病気が原因となっている可能性があるため

- 以下の症状がみられる関節痛
  - ・歩くときや歩いたあとに膝関節が痛む
  - ・関節が腫《は》れて強い熱感がある
  - ・起床したときに関節にこわばりがある

〈理由〉 関節リウマチ、痛風《つうふう》、変形性関節炎等の可能性が考えられるため

- 年月の経過に伴って次第に増悪《ぞうあく》する月経痛(生理痛)の場合

〈理由〉 子宮内膜症等の可能性が考えられるため

- 以下の症状がみられる頭痛
  - ・頻繁に出現して24時間以上続く
  - ・一般用医薬品を使用しても治まらない痛み

〈理由〉 自己治療で対処できる範囲を超えていると判断されるため

- 以下の症状がみられる頭痛
  - ・頻度と程度が次第に増して耐え難い
  - ・経験したことがない突然の激しい痛み
  - ・手足のしびれや意識障害等の異常を伴う

〈理由〉 くも膜下出血等の生命に関わる重大な病気である可能性が疑われるため

□□□ ★★☆ ［Ⅲ］ **解熱鎮痛薬**は、頭痛の症状が軽いうちに服用すると効果的である。

□□□ ★★☆ ［Ⅲ］ 頭痛の症状が現れないうちに、**解熱鎮痛薬**を予防的に使用することは適切でない。

□□□ ★★☆ ［Ⅲ］ **解熱鎮痛薬**の連用により、頭痛が常態化することがある。

□□□ ★★☆ ［Ⅴ］ 本剤(**解熱鎮痛薬**)又は本剤の成分によりアレルギー症状を起こしたことがある人は、本剤を「使用しないこと」とされている。

〈理由〉 アレルギー症状の既往歴のある人が再度使用した場合、重篤なアレルギー性の副作用を生じる危険性が高まるため

□□□ ★★☆ ［Ⅴ］ 高齢者は、**解熱鎮痛薬**を使用する前に「相談すること」とされている。

〈理由〉 効き目が強すぎたり、副作用が現れやすいため

---

139 健胃薬《けんい》

□□□ ★☆☆ [Ⅲ]
健胃薬は、弱った胃の働きを高めること(健胃)を目的とする医薬品である。

□□□ ★★☆ [Ⅲ]
健胃薬に配合される生薬成分は、独特の味や香りを有し、唾液や胃液の分泌を促して胃の働きを活発にする。

□□□ ★★★ [Ⅲ]
オウバク、オウレン、センブリ等の生薬成分が配合された**健胃薬**の散剤は、オブラートで包むなど、その味や香りを遮蔽する方法で服用されると効果が期待できない。

---

140 口腔咽喉薬《こうくういんこう》

□□□ ★★☆ ［Ⅲ］ **口腔咽喉薬**は、口腔内又は咽頭部の粘膜に局所的に作用して、それらの部位の炎症による痛み、腫《は》れ等の症状の緩和を主たる目的としている。

□□□ ★★☆ ［Ⅲ］ **口腔咽喉薬**には、トローチ剤やドロップ剤のほか、口腔内に噴霧又は塗布して使用する外用液剤がある。

□□□ ★★☆ ［Ⅲ］ 一般用医薬品の**口腔咽喉薬**には、咽頭部の炎症を和らげる成分、殺菌消毒成分等が組み合わせて配合されている。

□□□ ★★☆ ［Ⅲ］ **口腔咽喉薬**には、鎮咳成分や気管支拡張成分、去痰成分が配合されておらず、これらの成分が配合されている製品は、鎮咳去痰薬に分類される。

□□□ ★★★ ［Ⅲ］ **口腔咽喉薬**のトローチ剤やドロップ剤は、有効成分が口腔内や咽頭部に行きわたるよう、口中に含み、噛まずにゆっくり溶かすように使用する。

□□□ ★★★ ［Ⅲ］ **口腔咽喉薬**の噴射式の液剤では、息を吸いながら噴射すると気管支や肺に入ってしまうおそれがあるため、軽く息を吐きながら噴射することが望ましい。

□□□ ★★☆ ［Ⅲ］ **口腔咽喉薬**は、成分の一部が口腔や咽頭の粘膜から吸収されて循環血流中に入りやすく、全身的な影響を生じることがある。

□□□ ★★☆ ［Ⅲ］ **口腔咽喉薬**は、は、口腔内にひどいただれがある人では、刺激感が現れやすいほか、循環血流中への移行による全身的な影響も生じやすい。

□□□ ★★☆ [Ⅲ] 以下の症状の場合は、**口腔咽喉薬**を使用又は使用を継続するのではなく、医療機関を受診するべきである。

- 飲食物を飲み込むときに激しい痛みを感じる場合

〈理由〉扁桃蜂巣炎《へんとうほうそうえん》や扁桃膿瘍《のうよう》等を生じている可能性があるため

- 喉《のど》を酷使したりしていないにもかかわらず、症状が数週間以上続く場合

〈理由〉喉頭癌《がん》等の重大な疾患が原因である可能性があるため

141 高コレステロール改善薬

□□□ ★★☆ [Ⅲ] **高コレステロール改善薬**は、血中コレステロール異常の改善、血中コレステロール異常に伴う末梢血行障害(手足の冷え、痺《しび》れ)の緩和等を目的として使用される医薬品である。

□□□ ★☆☆ [Ⅲ] **高コレステロール改善薬**には、末梢組織へのコレステロールの吸収を抑えたり、肝臓におけるコレステロールの代謝を促す等により、血中コレステロール異常の改善を促すとされる成分(高コレステロール改善成分)が主体として配合される。

□□□ ★★☆ [Ⅲ] 生活習慣の改善(例：糖質や脂質の過度の摂取を控える)を図ることが重要であり、**高コレステロール改善薬**の使用による対処は、食事療法、運動療法の補助的な位置づけである。

□□□ ★★★ [Ⅲ] **高コレステロール改善薬**は、結果的に生活習慣病の予防につながるものであるが、ウエスト周囲径(腹囲)を減少させるなどの痩身効果を目的とするものではない。

□□□ ★★☆ [Ⅲ] 生活習慣の改善を図りつつ、1〜3 ヶ月間、**高コレステロール改善薬**の使用を続けても検査値に改善がみられない場合は、遺伝的又は内分泌的要因も疑われるため、医療機関を受診するべきである。

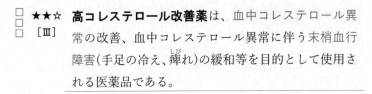

142 口内炎用薬

□□□ ★★☆ [Ⅲ]
口内炎用薬は、口内炎、舌炎《ぜつえん》の緩和を目的として口腔内局所に適用される外用薬である。

□□□ ★☆☆ [Ⅲ]
口内炎用薬は、口腔内を清浄にしてから使用する。

□□□ ★★☆ [Ⅲ]
口内炎用薬を用いた後で、口腔咽喉薬、含嗽《がんそう》薬を使用する場合には、十分な間隔を置くべきである。

□□□ ★★☆ [Ⅲ]
一般用医薬品には副作用として口内炎を生じるものもあるが、一般の生活者の中には、副作用と認識せずに**口内炎用薬**で対処を図ろうとする場合がある。

□□□ ★★☆ [Ⅲ]
口内炎用薬は、何らかの疾病のため医療機関で治療を受けている人では、処方された薬剤の副作用である可能性を考慮し、使用前に相談するべきである。

□□□ ★★☆ [Ⅲ]
以下の症状の場合は、**口内炎用薬**を使用又は使用を継続するのではなく、医療機関を受診するべきである。

- 口内炎や舌炎が一度に複数箇所に発生して食事に著しい支障を来す場合
- 長期間にわたって口内炎や舌炎の症状が長引く場合

〈理由〉口腔粘膜に生じた腫瘍である可能性があるため

- 口内炎や舌炎が再発を繰り返す場合

〈理由〉ベーチェット病などの可能性が考えられるため

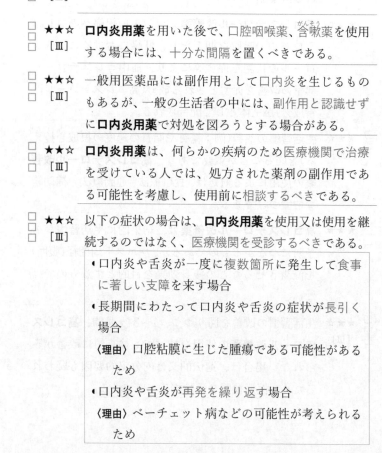

143 催眠鎮静薬

別名	睡眠改善薬 睡眠補助薬
類似	鎮静薬

□□□ ★★☆ [Ⅲ]

催眠鎮静薬は、以下の症状が生じたときに睡眠を促したり、精神の昂《たか》ぶりを鎮めることを目的に使用される医薬品である。

- はっきりした原因がなくても生じる精神神経症状(寝つきが悪い、眠りが浅い、いらいら感、緊張感、精神興奮、精神不安)
- 精神神経症状(上記)に伴う、疲労倦怠感、寝不足感、頭重《ずおも》等の身体症状

□□□ ★★★ [Ⅲ]

妊娠中にしばしば生じる睡眠障害は、ホルモンのバランスや体型の変化等が原因であり、**催眠鎮静薬**の適用対象ではないため、妊婦等では、使用を避ける。

□□□ ★★☆ [Ⅲ]

医療機関で不眠症、不安症、神経症等の診断がなされ、治療(薬物治療以外の治療を含む)を受けている患者が、一般用医薬品の**催眠鎮静薬**を自己判断で使用すると、医師による治療を妨げるおそれがある。

□□□ ★★☆ [Ⅲ]

一般用医薬品の**催眠鎮静薬**で対処可能な症状は、特段の基礎疾患がない人における、ストレス、疲労、時差ぼけ等の睡眠リズムの乱れが原因の一時的な不眠や寝つきの悪さである。

□□□ ★★☆ [Ⅲ] 以下の症状が慢性的に続いている場合は、**催眠鎮静薬**を使用又は使用を継続するのではなく、医療機関を受診するべきである。

- 寝ようとして床に入ってもなかなか寝つけない(入眠障害)
- 睡眠時間を十分取ったつもりでもぐっすり眠った感じがしない(熟眠障害)
- 睡眠時間中に何度も目が覚めてしまい再び寝つくのが難しい(中途覚醒)
- まだ眠りたいのに早く目が覚めてしまって寝つけない(早朝覚醒)

〈理由〉うつ病等の精神神経疾患や、何らかの身体疾患に起因する不眠、又は催眠鎮静薬の使いすぎによる不眠等の可能性も考えられるため

□□□ ★★☆ [Ⅴ] **鎮静薬**は、「長期連用しないこと」とされている。

〈理由〉一定期間又は一定回数使用しても症状の改善がみられない場合は、他に原因がある可能性があるため

□□□ ★★☆ [Ⅲ] 生薬成分のみからなる**鎮静薬**であっても、複数の**鎮静薬**の併用や、長期連用を避けるべきである。

□□□ ★★☆ [Ⅲ] 生薬成分のみからなる**鎮静薬**や漢方処方製剤は、飲酒(アルコール)を避けることとはなっていないが、アルコールが睡眠の質を低下させ、医薬品の効果を妨げることがある。

---

144 殺菌消毒薬

□□□ ★★☆ ［Ⅲ］ **殺菌消毒薬**は、日常の生活において生じる、比較的小さなきり傷、擦《す》り傷、掻《か》き傷等の創傷面の化膿を防止すること、又は手指・皮膚の消毒を目的として使用される一般用医薬品である。

□□□ ★★☆ ［Ⅲ］ **殺菌消毒薬**に関連する注意事項は、以下のとおりである。

- 出血している場合は、創傷部を心臓より高くして、５分間程度圧迫すると、止血効果が高い。
- 軽度の熱傷の場合は、15～30 分間水道水で熱傷部を冷やし、水疱《すいほう》(水ぶくれ)を破らないようにガーゼ等で軽く覆う。
- 創傷面が汚れている場合は、水道水でよく洗い流し、汚れた手で直接触れない。

〈理由〉 水洗が不十分で創傷面の内部に汚れが残ったまま、創傷表面を乾燥させるタイプの医薬品を使用すると、内部で雑菌が増殖して化膿することがあるため

□□□ ★★☆ ［Ⅴ］ **殺菌消毒薬**(液体絆創膏《ばんそうこう》)は、ただれ、化膿している患部には「使用しないこと」とされている。

〈理由〉 湿潤した患部に用いると、分泌液が貯留して症状を悪化させることがあるため

□□□ ★★☆ [Ⅲ] **殺菌消毒薬**を創傷部に繰り返し適用すると、皮膚常在菌が殺菌されてしまい、また、殺菌消毒成分により組織修復が妨げられて、かえって治癒しにくくなったり、状態を悪化させることがある。

□□□ ★★☆ [Ⅲ] 以下の症状の場合は、**殺菌消毒薬**を使用又は使用を継続するのではなく、医療機関を受診するべきである。

- 出血が止まらない又は著しい場合、患部が広範囲な場合、ひどい火傷《やけど》の場合
  〈理由〉 状態が悪化するおそれがあるため。また、特に低温火傷では、表面上は軽症に見えても、組織の損傷が深部に達していることがあるため
- 5〜6 日経過して痛みが強くなってくる場合、傷の周囲が赤く化膿している場合
  〈理由〉 殺菌消毒成分はすべての細菌やウイルスに効果があるわけでないため

---

145 殺虫剤

□□□ ★☆☆ [Ⅲ] **殺虫剤**のうち、衛生害虫の防除を目的とするものは、医薬品又は医薬部外品として、医薬品医療機器等法による規制の対象となっている。

□□□ ★★☆ [Ⅲ] **殺虫剤**は、殺虫作用に対する抵抗性が生じるのを避けるため、同じ殺虫成分を長期間連用せず、いくつかの殺虫成分を順番に使用していくことが望ましい。

□□□ ★☆☆ [Ⅲ] **殺虫剤**の使用に関する注意事項は、以下のとおりである。

- 噴霧・散布して使用する場合は、なるべく防護ゴーグル、マスク、手袋、肌の露出度の低い衣服を着用し、定められた用法・用量を厳守する。
- 医薬品が皮膚に付着した場合には、直ちに石けん水で洗い流し、目や口に入らないようにする。
- 食品、食器、玩具等は、あらかじめ他の場所へ移動させるか収納しておく。
- 使用したあとに身体に異常が現れた場合、又は誤飲した場合には、その製品が何系の殺虫成分を含むものであるかを伝えて医師の診療を受ける。

□□□ ★☆☆ [Ⅲ] **殺虫剤**の剤形には、スプレー剤、燻蒸《くんじょう》剤、毒餌《どくじ》剤(誘因殺虫剤)、蒸散剤、粉剤、粒《りゅう》剤、乳剤・水和剤、油《ゆ》剤がある。

□□□ ★☆☆［Ⅲ］ **殺虫剤**のスプレー剤に関する事項は、以下のとおりである。

- 原液を水で希釈して、空間中に噴霧するものもある。
- 衛生害虫に直接噴射して殺滅《さつめつ》するもの、害虫が潜《ひそ》んでいる場所や通り道に吹き付けるもの(残留噴射)、部屋を閉め切って部屋の広さに応じ一定時間噴射して室内にいる虫を殺滅するもの(空間噴射)等がある。

□□□ ★☆☆［Ⅲ］ **殺虫剤**の燻蒸剤に関する事項は、以下のとおりである。

- 空間噴射の殺虫剤のうち、容器中の医薬品を煙状又は霧状にして一度に全量を放出させるものである。
- 霧状にするものは、煙状にするものに比べて粒子が微小であるため、短時間で部屋の隅々まで行きわたる。
- 燻蒸処理が完了するまでの間は、部屋を締め切って退出する。
- 犬、猫や観葉植物は部屋の外に出し、小鳥や魚は燻蒸処理後 2〜3 日間部屋に戻さず、飼育している昆虫類は 1 週間持ち込むべきではない。
- 処理後は十分に換気を行い、ダニやゴキブリの死骸を取り除くために掃除機をかける。

□□□ ★☆☆ ［Ⅲ］ **殺虫剤**の毒餌剤(誘因殺虫剤)に関する事項は、以下のとおりである。

- 殺虫成分とともに、対象とする衛生害虫(例：ゴキブリ)を誘引する成分を配合して、マット状、ペレット状、ペースト状等にしたものである。
- 衛生害虫が潜んでいる場所や通り道に置いて、これを摂食したときに殺虫効果を発揮する。
- 乳幼児等が誤って口に入れないように十分留意する。

□□□ ★☆☆ ［Ⅲ］ **殺虫剤**の蒸散剤に関する事項は、以下のとおりである。

- 殺虫成分を基剤に混ぜて整形し、加熱したとき又は常温で徐々に揮散するようにしたものである。
- 医薬部外品となっている製品を除き、通常、一般の家庭で使用されることは少ない。

□□□ ★☆☆ ［Ⅲ］ **殺虫剤**の粉剤に関する事項は、以下のとおりである。

- 殺虫成分を粉体に吸着させたものである。
- 主にダニ、シラミ、ノミの防除のために散布される。

□□□ ★☆☆ ［Ⅲ］ **殺虫剤**の粒剤に関する事項は、以下のとおりである。

- 殺虫成分を基剤に混ぜて粒状にしたものである。
- ボウフラの防除のため、生息する水系に投入して使用される。

□
□
□

★☆☆［Ⅲ］ **殺虫剤**の乳剤・水和剤に関する事項は、以下のとおりである。

- 原液を水で希釈して使用する。
- 包装単位が大きい製品が多いため、通常、個人で用いるよりも地域ぐるみの害虫駆除で使用される。

□
□
□

★☆☆［Ⅲ］ **殺虫剤**の油剤に関する事項は、以下のとおりである。

- 湿気を避ける場所でも使用できる。
- 噴射器具を必要とし、包装単位が大きい製品が多いため、通常、家庭での使用はない。

---

146 止瀉薬《ししゃ》

□□□ ★☆☆ [Ⅲ] **止瀉薬**は、下痢、食あたり、吐き下し、水あたり、下り腹、軟便等に用いられること(止瀉)を目的とする医薬品である。

□□□ ★☆☆ [Ⅲ] **止瀉薬**には、腸やその機能に直接働きかける成分のほか、腸管内の環境を整えて腸に対する悪影響を減らすことによる効果を期待する成分が配合される。

□□□ ★★☆ [Ⅲ] **止瀉薬**は、副作用として便秘を生じる医薬品と併用すると、作用が強すぎたり、副作用が現れやすくなる。

□□□ ★★☆ [Ⅲ] 以下の症状の場合は、**止瀉薬**を使用又は使用を継続するのではなく、医療機関を受診するべきである。

- 症状が長引く場合

〈**理由**〉過敏性腸症候群の便通障害のように下痢と便秘が繰り返し現れるものがあるため

- 発熱を伴う下痢の場合

〈**理由**〉食中毒菌等による腸内感染症の可能性があるため。また、虫垂炎や虚血性大腸炎のような重大な疾患に起因する可能性があるため

- 血が便に混じっている場合

〈**理由**〉赤痢や腸管出血性大腸菌(O157 等)、潰瘍性大腸炎、大腸癌などによる腸管出血の可能性があるため

- 粘液便が続く場合

〈**理由**〉腸の炎症性疾患の可能性もあるため

第3節 薬効群等

□□□ ★★☆ [Ⅲ] 医薬品の使用中に原因が明確でない下痢を生じた場合は、安易に**止瀉薬**によって症状を抑えようとせず、その医薬品の使用を中止して相談する。

□□□ ★★☆ [Ⅲ] 下痢は、腸管内の有害な物質を排出するために起こる防御反応でもあり、**止瀉薬**によって下痢を止めることでかえって症状の悪化を招くことがある。

・・・ ⑭延髄《えんずい》について整理しよう！ ・・・

・脳と脊髄《せきずい》は、**延髄**でつながっている。	[Ⅱ]
・**延髄**には、心拍数を調節する心臓中枢、呼吸を調節する呼吸中枢がある。	[Ⅱ]
・抗ヒスタミン成分は、**延髄**の嘔吐《おうと》中枢への刺激や、内耳の前庭《ぜんてい》における自律神経反射を抑える。	[Ⅲ]
・麻薬性鎮咳成分、非麻薬性鎮咳成分は、**延髄**の咳嗽《がいそう》中枢に作用する。	[Ⅲ]
・キョウニンは、体内で分解されて生じた代謝物の一部が**延髄**の呼吸中枢、咳嗽中枢を鎮静させる。	[Ⅲ]

147 歯槽膿漏薬《しそうのうろう》

□□□ ★☆☆［Ⅲ］ **歯槽膿漏薬**は、歯肉炎、歯槽膿漏の諸症状(例：歯肉からの出血や膿《うみ》、歯肉《しにく》の腫《は》れ、むずがゆさ、口臭、口腔内の粘り)の緩和を目的とする医薬品である。

□□□ ★☆☆［Ⅲ］ **歯槽膿漏薬**には、患部局所に適用する外用薬のほか、内服薬がある。

□□□ ★★☆［Ⅲ］ **歯槽膿漏薬**の内服薬と外用薬を併せて用いると効果的である。

□□□ ★☆☆［Ⅲ］ **歯槽膿漏薬(外用)**は、口腔内に食べ物のかすなどが残っている状態のままでは十分な効果が期待できないので、口腔内を清浄にしてから使用する。

□□□ ★★☆［Ⅲ］ **歯槽膿漏薬(外用)**を用いた後で、口腔咽喉薬、含嗽《がんそう》薬を使用する場合には、十分な間隔を置くべきである。

□□□ ★★☆［Ⅲ］ **歯槽膿漏薬(内服)**は、同種の成分が配合されたかぜ薬、鎮咳去痰薬、胃腸薬等と併用すると、作用が強すぎたり、副作用が現れやすくなる。

□□□ ★★☆［Ⅲ］ **歯槽膿漏薬**の使用により症状が抑えられても、しばらくすると症状が繰り返し現れる場合は、医療機関を受診する。

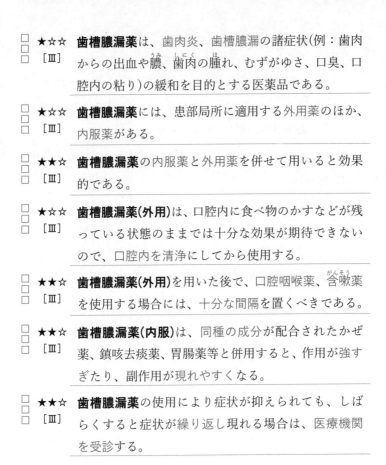

148 歯痛薬(外用)

□□□ ★★☆ [Ⅲ] **歯痛薬(外用)**は、歯の齲蝕《うしょく》による歯痛を応急的に鎮めることを目的とする一般用医薬品である。

※内服の歯痛薬には、解熱鎮痛薬が用いられる。

□□□ ★☆☆ [Ⅲ] 第三大臼歯《だいさんだいきゅうし》(親知らず)の伸長による歯痛の場合、**歯痛薬(外用)**の効果は期待できない。

□□□ ★★☆ [Ⅲ] **歯痛薬(外用)**によって歯の齲蝕が修復されることはない。

□□□ ★☆☆ [Ⅲ] **歯痛薬(外用)**は、口腔内に食べ物のかすなどが残っている状態のままでは十分な効果が期待できないので、口腔内を清浄にしてから使用する。

□□□ ★★☆ [Ⅲ] **歯痛薬(外用)**を用いた後で、口腔咽喉薬、含嗽《がんそう》薬を使用する場合には、十分な間隔を置くべきである。

□□□ ★★☆ [Ⅲ] 歯痛の場合、基本的に歯科診療を受けることが優先され、**歯痛薬**による対処は最小限にとどめる。

149 瀉下薬《しゃげ》

別名	下剤 便秘薬

□□□ ★☆☆ [Ⅲ] **瀉下薬**は、便秘症状及び便秘に伴う肌荒《はだあ》れ、頭重《ずおも》、のぼせ、吹《ふ》き出物《でもの》、食欲不振、腹部膨満、腸内異常発酵、痔の症状の緩和、又は腸内容物の排除に用いられること(瀉下)を目的とする医薬品である。

□□□ ★☆☆ [Ⅲ] **瀉下薬**には、腸管を直接刺激する成分、腸内細菌の働きによって生成した物質が腸管を刺激する成分、糞便のかさや水分量を増す成分等が配合される。

□□□ ★★☆ [Ⅲ] **瀉下薬**は、副作用として下痢を生じる医薬品と併用すると、作用が強すぎたり、副作用が現れやすくなる。

□□□ ★★★ [Ⅲ] 複数の**瀉下薬**を併用すると激しい腹痛を伴う下痢や下痢に伴う脱水症状等を生じるおそれがあるので、どのような**瀉下薬**であっても使用している間は、他の**瀉下薬**の使用を避ける。

□□□ ★★☆ [Ⅲ] 医薬品の使用中に原因が明確でない便秘を生じた場合は、安易に**瀉下薬**によって症状を抑えようとせず、その医薬品の使用を中止して相談する。

□□□ ★★☆ [Ⅲ] 便秘については、便秘になりやすい食生活等の生活習慣の改善が重要であり、**瀉下薬**の使用は、一時的なものにとどめる。

□□□ ★★☆ [Ⅲ] 刺激性瀉下成分を主体とする**瀉下薬**は、繰り返し使用すると腸管の感受性が低下して効果が弱くなるため、常用を避ける。

□□□ ★★☆ [Ⅲ] 以下の症状の場合は、**瀉下薬**を使用又は使用を継続するのではなく、医療機関を受診するべきである。

- 症状が長引く場合

〈理由〉過敏性腸症候群の便通障害のように下痢と便秘が繰り返し現れるものがあるため

- 薬が手放せない慢性の便秘の場合
- 腹痛が著しい便秘の場合、便秘に伴って吐きけ等が現れた場合

〈理由〉急性腹症《ふくしょう》の可能性があり、配合成分の刺激によって症状を悪化させるおそれがあるため

□□□ ★★★ [Ⅴ] 妊婦等は、**瀉下薬**(以下の成分のみなる場合を除く)を使用する前に「相談すること」とされている。

- カルボキシメチルセルロースカルシウム
- カルボキシメチルセルロースナトリウム
- ジオクチルソジウムスルホサクシネート
- プランタゴ・オバタ種皮《しゅひ》

〈理由〉腸の急激な動きに刺激されて流産・早産を誘発するおそれがあるため

□□□ ★★☆ [Ⅴ] 激しい腹痛又は吐き気等の症状がある人は、**瀉下薬**(ヒマシ油【P78】を除く。マルツエキスを除く)を使用する前に「相談すること」とされている。

〈理由〉急性腹症の症状である可能性があり、瀉下薬の配合成分の刺激によって、その症状を悪化させるおそれがあるため

□□□ ★★☆ [V] 腎臓病の診断を受けた人は、以下の成分が配合された**瀉下薬**を使用する前に「相談すること」とされている。

- 酸化マグネシウム、水酸化マグネシウム、硫酸マグネシウム等のマグネシウムを含む成分
- 硫酸ナトリウム

〈理由〉 無機塩類(マグネシウム、ナトリウム)の排泄が遅れたり、体内貯留が現れやすいため

・・・ ⑮毛細血管について整理しよう！ ・・・

・糸球体《しきゅうたい》は、**毛細血管**が小さな球状になったものである。	[Ⅱ]
・血液脳関門とは、血液内の組成変動から、脳の**毛細血管**が中枢神経の間質液環境を保護する機能をいう。	[Ⅱ]
・ルチンは、ビタミン様《よう》物質の一種で、高血圧等における**毛細血管**の補強、強化の効果を期待して用いられる。	[Ⅲ]
・カルバゾクロムは、**毛細血管**を補強、強化して、出血を抑える。	[Ⅲ]
・ビタミンＣは、**毛細血管**を強化して、炎症による腫《は》れや出血を抑える。	[Ⅲ]
・タバコの煙に含まれるニコチンは、肺胞の**毛細血管**から血液中に取り込まれると、すみやかに脳内に到達し、覚《かく》醒《せい》効果、リラックス効果をもたらす。	[Ⅲ]

150 滋養強壮保健薬

□□□ ★☆☆ [Ⅲ]

滋養強壮保健薬は、体調不良を生じやすい状態や体質の改善、特定の栄養素の不足による症状の改善又は予防等を目的として、ビタミン成分、カルシウム、アミノ酸、生薬成分等が配合された医薬品である。

□□□ ★☆☆ [Ⅲ]

滋養強壮保健薬のうち、1種類以上のビタミンを主薬とし、そのビタミンの有効性が期待される症状及びその補給に用いられることを目的とする内服薬を、ビタミン主薬製剤(いわゆるビタミン剤)という。

□□□ ★★☆ [Ⅲ]

滋養強壮保健薬は、多く摂取したからといって症状の改善が早まるものでなく、また、滋養強壮の効果が高まるものでもない。

□□□ ★★☆ [Ⅲ] 以下の症状の場合は、**滋養強壮保健薬**を使用又は使用を継続するのではなく、医療機関を受診するべきである。

- 1ヶ月位服用しても症状の改善がみられない場合
〈理由〉栄養素の不足以外の要因が考えられるため
- 肩・首筋のこり、関節痛、筋肉痛、神経痛、手足のしびれの症状が慢性化している場合
〈理由〉当該症状は、ナトリウムやカリウム等の電解質バランスの乱れによっても生じため。また、痛み等を感じる部位が、問題のある部位と一致していない場合があるため
- 目の乾燥感、眼精疲労、目の充血
〈理由〉涙腺の異常、あるいは涙腺に障害を及ぼす全身疾患(例：シェーグレン症候群)による症状の可能性があるため
- 口内炎、口角炎《こうかくえん》、口唇炎《こうしんえん》、舌炎《ぜつえん》が重症化した場合
〈理由〉水痘《すいとう》・帯状疱疹《たいじょうほうしん》の感染が再燃・鎮静を繰り返している場合があるため
- しみ、そばかす、日焼け・かぶれによる色素沈着に関し、皮膚にある色素の点(特に、黒又は濃い色のもの)が次第に大きくなったり、形や色が変化してきた場合
〈理由〉重大な病気(例：悪性黒色腫《こくしょくしゅ》)の可能性があるため

151 消毒薬

□□□ ★★☆ [Ⅲ]

消毒薬が微生物を死滅させる仕組みと効果は、殺菌消毒成分の種類、濃度、温度、時間、消毒対象物の汚染度、微生物の種類や状態などによって異なる。

□□□ ★★☆ [Ⅲ]

消毒薬によっては、殺菌消毒効果が十分得られない微生物が存在し、また、全く殺菌消毒できない微生物もある。

□□□ ★★☆ [Ⅲ]

生息条件が整えば、**消毒薬**の溶液中で生存、増殖する微生物も存在する。

□□□ ★☆☆ [Ⅲ]

煮沸《しゃふつ》消毒が困難な器具等には、また、食中毒の流行時期や感染者が身近に存在する場合には、**消毒薬**を用いた処置が有効となる。

□□□ ★★☆ [Ⅲ]

消毒薬を誤って飲み込んだ場合は、以下の応急処置の後に、すみやかに医療機関を受診する。

- 中毒物質の消化管からの吸収を遅らせ、粘膜を保護するため、誤飲してから数分以内に多量の牛乳を飲ませるが、手元に何もないときはまず水を飲ませる。
- 牛乳以外にも、卵白水(卵白を水に溶いたもの)や、小麦粉を水で溶いたものを用いてもよいが、これらを作るのに手間がかかる場合は早めに水を飲ませることを優先するべきである。
- 原末や濃厚液を誤って飲み込んだ場合、自己判断で安易に吐き出させることは避ける。

□□□ ★★☆ [Ⅲ] **消毒薬**が誤って目に入った場合は、以下の応急処置の後に、すみやかに医療機関を受診する。

- 顔を横に向けて上から水を流すか、水道水の場合には弱い流れの水で洗うなどにより、流水で十分に(15分間以上)洗眼する。
- 水流が強いと目に障害を起こすことがあり、目が痛くて開けられない時には、水を満たした容器に顔をつけて、水の中で目を開けてもよい。
- 酸やアルカリが目に入った場合は、早期に十分な水洗がされることが重要であり、特にアルカリ性物質の場合には念入りに水洗する。
- 酸をアルカリ、アルカリを酸で中和する処置は、熱を発生して刺激をかえって強め、状態が悪化するおそれがあるため適切ではない。

□□□ ★★☆ [Ⅲ] **消毒薬**が誤って皮膚に付着した場合は、以下の応急処置の後に、すみやかに医療機関を受診する。

- 流水をかけながら着衣を取り、石けんを用いて流水で皮膚を十分に(15分間以上)水洗する。
- 酸やアルカリが皮膚に付着した場合は、中和剤を用いず、早期に十分な水洗がなされることが重要であり、特にアルカリ性物質の場合には念入りに水洗する。

□□□ ★☆☆ [Ⅲ] **消毒薬**を誤って吸入した場合は、以下の応急処置の後に、すみやかに医療機関を受診する。

- 意識がない場合は、新鮮な空気の所へ運び出し、人工呼吸などをする。

---

152 小児鎮静薬

別名 小児五疳薬

□□□ ★☆☆ [Ⅲ] **小児鎮静薬**は、夜泣き、ひきつけ、疳《かん》の虫《むし》等の症状を鎮めるほか、小児における虚弱体質、消化不良などの改善を目的とする医薬品(生薬製剤、漢方処方製剤)である。

□□□ ★★☆ [Ⅲ] **小児鎮静薬**は、症状の原因となる体質の改善を主眼としているものが多く、比較的長期間(1ヶ月位)継続して服用することがある。

□□□ ★★☆ [Ⅲ] 小児の「疳《かん》」には「乾《かん》」という意味もあり、痩《や》せて血が少ないために小児の疳を生じるとも考えられていることから、**小児鎮静薬**の配合成分は、鎮静作用のほか、血液循環を促す作用の期待できる生薬成分が中心になっている。

□□□ ★☆☆ [Ⅲ] **小児鎮静薬**には、鎮静と中枢刺激のように相反する作用を期待する生薬成分が配合されている場合もあるが、身体の状態によってそれらに対する反応が異なり、総じて効果がもたらされると考えられている。

□□□ ★★☆ [Ⅲ] **小児鎮静薬**は、いずれも古くから伝統的に用いられているものであるが、「作用が穏やかで小さな子供に使っても副作用が無い」といった安易な考えでの使用を避ける。

□□□ ★★☆ [Ⅲ] 夜泣き、ひきつけ、疳の虫等の症状は、発達段階の一時的なものと保護者が達観することも重要で、保護者側の安眠等を図ることを優先して**小児鎮静薬**を使用することは適当でない。

□□□ ★★☆ [Ⅲ] 以下の場合は、**小児鎮静薬**を使用又は使用を継続するのではなく、医療機関を受診するべきである。

- 一定期間又は一定回数服用させても症状の改善がみられない場合
  〈理由〉他の原因(例：食事アレルギー、ウイルス性胃腸炎)に起因する可能性が考えられるため
- 激しい下痢や高熱がある場合
  〈理由〉脱水症状につながるおそれがあり、医師の診療を受けさせる必要があるため
- 吐きだしたものが緑色をしている場合
- 吐きだしたものに血が混じっている場合
- 吐き出すときに咳込んだり、息を詰まらせたりする場合

□□□ ★★☆ [Ｖ] 高熱の症状がある人は、**小児五疳薬《ごかんやく》**を使用する前に「相談すること」とされている。

〈理由〉かぜ以外のウイルス性の感染症その他の重篤な疾患の可能性があるため

□□□ ★★☆ [Ｖ] はげしい下痢の症状がある人は、**小児五疳薬**を使用する前に「相談すること」とされている。

〈理由〉大腸炎等の可能性があるため

第３節 薬効群等

153 生薬製剤

□□□ ★☆☆ ［Ⅲ］ **生薬製剤**は、生薬成分を組み合わせた医薬品で、以下のものがある。

- 漢方医学の考え方に基づかない、生薬を使用した日本の伝統薬
- 漢方処方製剤(漢方医学の考え方に基づく、生薬を使用した日本の伝統薬)
- その他の生薬成分を組み合わせた医薬品

□□□ ★★☆ ［Ⅲ］ **生薬製剤**(漢方処方製剤を除く。以下、略)は、漢方処方製剤のように、使用する人の状態(例：体質)に適した配合を選択するという考え方に基づくものではない。

□□□ ★☆☆ ［Ⅲ］ **生薬製剤**は、西洋医学的な基調の上に立ち、個々の生薬成分の薬理作用を主に考えて、それらが相加的に配合されたものである。

□□□ ★☆☆ ［Ⅲ］ **生薬製剤**には、伝統的な呼称(例：○○丸《がん》)が付されているものもあるが、定まった処方というものはない。

□□□ ★★☆ ［Ⅲ］ 複数の**生薬製剤**で共通している生薬もあり、同種の生薬成分を含有する医薬品等を併用すると、作用が強すぎたり、副作用が現れやすくなる。

□□□ ★★☆ ［Ⅲ］ 個人輸入等によって入手された生薬又は**生薬製剤**では、健康被害が発生した事例が知られている。

□□□ ★★☆ [Ⅲ] 食品として流通している当該生薬成分を摂取していると思われる人に対しては、積極的な情報提供を行う等、**生薬製剤**の適正使用を促すことが重要である。

□□□ ★★☆ [Ⅲ] **生薬製剤**は、症状の原因となる体質の改善を主眼としているものが多く、比較的長期間(1ヶ月位)継続して服用されることがある。

□□□ ★★☆ [Ⅲ] **生薬製剤**に関し、一般の生活者の中には、「すべからく作用が穏やかで、副作用が少ない」と誤って認識している場合があるが、センソのように少量で強い作用を示す生薬もある。

□□□ ★★☆ [Ⅲ] **生薬製剤**を一定期間又は一定回数使用しても症状の改善が認められない場合には、一般用医薬品によって対処できない症状である可能性もあるので、必要に応じて医療機関を受診する。

154 制酸薬

□□□ ★★☆［Ⅲ］ **制酸薬**は、胃液の分泌亢進による胃酸過多や、それに伴う胸やけ、腹部の不快感、吐き等の症状を緩和することを目的とする医薬品である。

□□□ ★★☆［Ⅲ］ **制酸薬**には、胃酸の働きを弱める成分、胃液の分泌を抑える成分などが配合される。

□□□ ★★☆［Ⅲ］ **制酸薬**は、胃内容物の刺激によって分泌促進される胃液から胃粘膜を保護することを目的として、食前又は食間に服用するものが多い。

□□□ ★★☆［Ⅲ］ **制酸薬**は、暴飲暴食による胸やけ、吐きけ(例：二日酔いのむかつき)、嘔吐等の症状を予防するものではない。

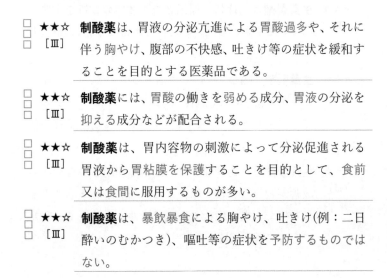

155 整腸薬

□□□ ★★☆ ［Ⅲ］ **整腸薬**は、整腸(腸の調子や便通を整える)、腹部膨満感、軟便《なんべん》、便秘に用いられることを目的とする医薬品である。

□□□ ★☆☆ ［Ⅲ］ **整腸薬**には、腸内細菌の数やバランスに影響を与える成分のほか、腸の活動を促す成分が主として配合される。

156 洗眼薬

□□□ ★★☆ ［Ⅲ］ **洗眼薬**は、目の洗浄、眼病予防(水泳のあと、埃《ほこり》や汗が目に入ったとき等)に用いられる。

□□□ ★★☆ ［Ⅲ］ **洗眼薬**には、涙液成分のほか、抗炎症成分、抗ヒスタミン成分等が配合される。

□□□ ★★☆ ［Ⅲ］ ホウ酸は、**洗眼薬**として用時、水に溶解し、結膜嚢《けつまくのう》の洗浄・消毒に用いられる。

157 総合胃腸薬

□□□ ★★☆ ［Ⅲ］ **総合胃腸薬**は、様々な胃腸の症状に幅広く対応できるよう、制酸、胃粘膜保護、健胃、消化、整腸、鎮痛鎮痙《ちんけい》、消泡《しょうほう》等、それぞれの作用を目的とする成分を組み合わせた医薬品である。

□□□ ★★☆ ［Ⅲ］ **総合胃腸薬**には、相反する作用を期待する成分（例：制酸成分と健胃成分）が配合されていることもあるが、胃腸の状態によって反応が異なり、総じて効果がもたらされると考えられている。

□□□ ★★☆ ［Ⅲ］ 症状（例：消化不良、胸やけ）がはっきりしている場合は、効果的に症状の改善を図るため、**総合胃腸薬**ではなく、症状に合った成分のみが配合された製品（例：消化薬、制酸薬）が選択されることが望ましい。

---

158 鎮咳去痰薬

□□□ ★★☆ ［Ⅲ］ **鎮咳去痰薬**は、咳を鎮める、痰の切れを良くする、また、喘息症状を和らげることを目的とする医薬品の総称である。

□□□ ★☆☆ ［Ⅲ］ **鎮咳去痰薬**には、錠剤、カプセル剤、顆粒剤、散剤、内用液剤、シロップ剤等のほか、口腔咽喉薬の目的を兼ねたトローチ剤やドロップ剤がある。

□□□ ★☆☆ ［Ⅲ］ **鎮咳去痰薬**には、咳を鎮める成分、気管支を拡げる成分、痰の切れを良くする成分、気道の炎症を和らげる成分等が組み合わせて配合されている。

□□□ ★★☆ ［Ⅲ］ **鎮咳去痰薬**には解熱成分が配合されておらず、発熱を鎮める効果は期待できない。

□□□ ★★☆ ［Ⅴ］ 高熱の症状がある人は、**鎮咳去痰薬**を使用する前に「相談すること」とされている。

〈理由〉かぜ以外のウイルス性の感染症その他の重篤な疾患の可能性があるため

□□□ ★★☆ ［Ⅲ］ 一般用医薬品の**鎮咳去痰薬**には、複数の有効成分が配合されている場合が多く、他の鎮咳去痰薬、かぜ薬、抗ヒスタミン成分やアドレナリン作動成分を含有する医薬品と併用すると、同種の成分が重複して、効き目が強すぎたり、副作用が起こりやすくなる。

□□□ ★★☆ ［Ⅲ］ **鎮咳去痰薬**に関し、一般の生活者の中には、「咳止めと鼻炎の薬とは影響し合わない」と誤って認識している場合がある。

□ ★★☆ 喫煙に伴う呼吸器症状のため、**鎮咳去痰薬**を漫然と
□ [Ⅲ] 長期間にわたって使用することは適当でない。
□

□ ★★☆ 以下の症状の場合は、**鎮咳去痰薬**を使用又は使用を
□ [Ⅲ] 継続するのではなく、医療機関を受診するべきである。
□

- 咳がひどく、痰に線状の血が混じる場合
- 黄色や緑色の膿性の痰の場合
- 咳や痰、息切れ等の症状が長期間にわたる場合

〈理由〉 慢性気管支炎や肺気腫などの慢性閉塞性肺疾患の可能性があるため

- 喘息の場合

〈理由〉 気管支粘膜の炎症が慢性化していると、一般用医薬品の鎮咳去痰薬で一時的に症状を抑えたとしても、しばらくすると発作が繰り返し現れるため。また、喘息発作が重積《じゅうせき》すると生命に関わる呼吸困難につながることもあるため

159 点眼薬

□□□ ★★☆ ［Ⅲ］

一般用医薬品の**点眼薬**は、人工涙液、一般点眼薬、アレルギー用点眼薬、抗菌性点眼薬に大別される。

人工涙液
・涙液成分を補うことを目的とする。 ・目の疲れや乾き、コンタクトレンズ装着時の不快感等に用いられる。
一般点眼薬
・目の疲れや痒み、結膜充血等の症状を抑える成分が配合される。
アレルギー用点眼薬
・花粉、ハウスダスト等のアレルゲンによる目のアレルギー症状(流涙《りゅうるい》、目の痒み、結膜充血等)の緩和を目的とする。 ・抗ヒスタミン成分、抗アレルギー成分が配合される。
抗菌性点眼薬
・結膜炎《けつまくえん》(はやり目《め》)、ものもらい(麦粒腫《ばくりゅうしゅ》)、眼瞼炎《がんけんえん》(まぶたのただれ)等に用いられる。 ・抗菌成分が配合される。

□□□ ★★☆ ［Ⅲ］

点眼薬は、結膜嚢《のう》に適用することから、通常、無菌的に製造されている。

□□□ ★★☆ ［Ⅲ］

雑菌が薬液に混入して汚染を生じる原因となるため、**点眼薬**は、容器の先端が眼瞼(まぶた)や睫毛《しょうもう》(まつげ)に触れないように点眼する。

□□□ ★★☆ [Ⅲ] 1 滴の薬液の量は約 $50\mu L$ であるのに対して、結膜嚢の容積は $30\mu L$ 程度であり、一度に何滴も点眼しても効果が増すわけではなく、むしろ薬液が鼻腔内へ流れ込み、鼻粘膜や喉《のど》から吸収されて、副作用を起こしやすくなる。

□□□ ★★☆ [Ⅲ] **点眼薬**の点眼後は、しばらく眼瞼《がんけん》を閉じて目頭《めがしら》を押さえると、薬液が鼻腔内へ流れ込むのを防ぐことができ、効果的である。

□□□ ★★☆ [Ⅲ] 別の人が使用している**点眼薬**は、容器の先端が睫毛《しょうもう》に触れる等して中身が汚染されている可能性があり、共用を避ける。

□□□ ★★☆ [Ⅲ] **点眼薬**の容器に記載されている使用期限は、未開封の状態におけるものであり、容器が開封されてから長期間を経過した製品は、使用を避けるべきである。

□□□ ★★☆ [Ⅲ] ソフトコンタクトレンズ、ハードコンタクトレンズに関わらず、**点眼薬**は、添付文書に使用可能と記載されてない限り、コンタクトレンズを装着したまま点眼するべきでない。

□□□ ★★☆ [Ⅲ] 角膜に障害を引き起こす原因となるため、ソフトコンタクトレンズを装着したままの点眼を避けることとしている**点眼薬**が多いが、1回使い切りタイプとして防腐剤を含まない製品では、装着時にも使用できるものがある。

□□□ ★★☆ [Ⅲ] 一般用医薬品の**点眼薬**は、医師の治療を受けている人では、使用前に相談するべきである。

〈理由〉医師から処方された点眼薬と併用した場合には治療中の疾患に悪影響を生じることがあり、また、目のかすみや充血等の症状が治療中の疾患に起因する可能性や、処方された薬剤の副作用である可能性も考えられるため

□□□ ★★☆ [Ⅲ] 以下の症状の場合は、**点眼薬**を使用又は使用を継続するのではなく、医療機関を受診するべきである。

- 目のかすみが緑内障による症状である場合

〈理由〉一般用医薬品には緑内障の症状を改善できる製品がなく、効果が期待できないばかりでなく、配合成分によっては、緑内障の悪化につながるおそれがあるため

- 激しい目の痛みである場合

〈理由〉急性緑内障、角膜潰瘍《かいよう》、眼球への外傷等を生じている可能性があり、すみやかに専門医による処置がなければ、視力障害等の後遺症を生じるおそれがあるため

- 視力の異常、目の外観の変化、目の感覚の変化が現れた場合

〈理由〉目そのものが原因であることが多いが、目以外(例：脳)の病気による可能性もあるため

□□□ ★★☆ [Ⅴ] **抗菌性点眼薬**は「長期連用しないこと」とされている。

〈理由〉一定期間又は一定回数使用しても症状の改善がみられない場合は、他に原因がある可能性があるため

160 内服アレルギー用薬

類似 アレルギー用薬

□□□ ★★☆ [Ⅲ] **内服アレルギー用薬**は、蕁麻疹《じんましん》や湿疹、かぶれ及びそれらに伴う皮膚の痒み又は鼻炎に用いられる内服薬の総称である。

□□□ ★★★ [Ⅲ] **内服アレルギー用薬**には、抗ヒスタミン成分が主体として配合されている。

□□□ ★★☆ [Ⅲ] 一般用医薬品の**アレルギー用薬**は、複数の有効成分が配合されている場合が多く、他の**アレルギー用薬**(鼻炎用内服薬を含む)、抗ヒスタミン成分、アドレナリン作動成分又は抗コリン成分が配合された医薬品と併用すると、同種の成分が重複して、効き目が強すぎたり、副作用が起こりやすくなる。

□□□ ★★☆ [Ⅲ] **アレルギー用薬**に関し、一般の生活者の中には、「鼻炎の薬と蕁麻疹の薬は影響し合わない」と誤って認識している場合がある。

□□□ ★★☆ [Ⅲ] **アレルギー用薬**と鼻炎用点鼻薬では、同種の成分が重複することもあるが、一般の生活者の中には、「内服薬と外用薬は影響し合わない」と誤って認識している場合がある。

□□□ ★★☆ [Ⅲ] 蕁麻疹や鼻炎等のアレルギー症状に対する**アレルギー用薬**の使用は、基本的に対症療法である。

□□□ ★★☆ [Ⅲ] 一般用医薬品の**アレルギー用薬**は、一時的な症状の緩和に用いられるものであり、長期連用を避ける。

□□□ ★★☆ [V] **アレルギー用薬**は、「長期連用しないこと」とされている。

〈**理由**〉一定期間又は一定回数使用しても症状の改善がみられない場合は、他に原因がある可能性があるため

□□□ ★★☆ [Ⅲ] 以下の症状の場合は、**アレルギー用薬**を使用又は使用を継続するのではなく、医療機関を受診するべきである。

- 5〜6日間使用しても症状の改善がみられない場合
- 皮膚症状が治まると喘息が現れるというように、種々のアレルギー症状が連鎖的に現れる場合

  〈**理由**〉医療機関で総合的な診療を受けた方がよいため
- アトピー性皮膚炎が疑われる場合や、その診断が確定している場合

  〈**理由**〉一般用医薬品(漢方処方製剤を含む)には、アトピー性皮膚炎による慢性湿疹等の治療を目的とするものはないため
- 皮膚感染症により、湿疹やかぶれ等に似た症状が現れた場合

  〈**理由**〉皮膚感染症に対する対処を優先する必要があるため
- 使用中に症状が悪化した場合

  〈**理由**〉医薬品の副作用である可能性があるため。一般の生活者では、使用目的となる症状(例：蕁麻疹)と副作用(例：薬疹)が見分けにくい
- 高熱を伴う鼻炎症状の場合

  〈**理由**〉かぜ以外のウイルス感染症やその他の重大な病気である可能性があるため

161 内用痔疾用薬

□□□ ★☆☆ [Ⅲ] 一般用医薬品の痔疾用薬には、外用痔疾用薬と**内用痔疾用薬**があり、いずれもその使用と併せて、痔を生じた要因となっている生活習慣の改善を図ることが重要である。

□□□ ★☆☆ [Ⅲ] **内用痔疾用薬**は、比較的緩和な抗炎症、血行改善を目的とする成分のほか、瀉下・整腸等の成分が配合された内用薬で、内服して使用する。

□□□ ★☆☆ [Ⅲ] **内用痔疾用薬**は、生薬成分を主体とした製剤や漢方処方製剤が中心となる。

□□□ ★★☆ [Ⅲ] **内用痔疾用薬**は、外用痔疾用薬と併せて用いると効果的なものである。

□□□ ★★☆ ［Ⅲ］

以下の症状の場合は、**内用痔疾用薬**を使用又は使用を継続するのではなく、医療機関を受診するべきである。

- 痔の悪化等により細菌感染を生じた場合

〈理由〉 異なる種類の細菌の混合感染が起こり、膿瘍《のうよう》や痔瘻《じろう》を生じて周囲の組織に重大なダメージをもたらすことがあり、これらの治療には手術を要することがあるため

- 痔の原因となる生活習慣を改善し、かつ、使用を一定期間続けても、排便時の出血、痛み、肛門周囲の痒み等が続く場合

〈理由〉 重大な病気(例：肛門癌《がん》)の症状である可能性が考えられるため

□□□ ★★☆ ［V］

下痢の症状がある人は、緩下《かんげ》作用のある成分が配合された**内服痔疾用薬**を使用する前に「相談すること」とされている。

〈理由〉 下痢症状を助長するおそれがあるため

162

尿糖・尿タンパク検査薬

分類　一般用検査薬

□□□ ★★☆ [Ⅲ] **尿糖・尿タンパク検査薬**に関する事項は、以下のとおりである。

- 泌尿器系の機能と血糖値が正常であれば、糖分やタンパク質のほとんどが、腎臓の尿細管で再吸収される。
- 尿糖値の異常は、一般に高血糖を要因として捉えることが多いが、高血糖を伴わない場合(例：腎性糖尿)もある。
- 尿タンパク値に異常を生じる要因には、腎臓機能障害によるもの(例：腎炎、ネフローゼ)と、尿路に異常が生じたことによるもの(例：尿路感染症、尿路結石、膀胱炎)がある。

□□□ ★★★ [Ⅲ] **尿糖・尿タンパク検査薬**の採尿のタイミングは、以下のとおりである。

- 尿糖の検査の場合、食後1～2時間の尿を検体とする等、検査薬の使用方法に従って採尿を行う。
- 尿タンパクの検査の場合、早朝尿(起床直後の尿)を検体とし、激しい運動の直後の尿は避ける。
- 尿糖・尿タンパクの同時検査の場合、早朝尿を検体とし、尿糖が検出されたときは食後の尿で改めて検査する。

□□□ ★★☆ ［Ⅲ］ **尿糖・尿タンパク検査薬**の検査結果に影響を与える要因は、以下のとおりである。

採尿に用いる容器の汚れ
・糖分やタンパク質が付着している容器に尿を採取した場合は、正確な検査結果が得られないので、清浄な容器を使用する。
採尿の仕方
・出始めの尿では、尿道や外陰部等に付着した細菌や分泌物が混入することがあるため、中間尿を採取して検査することが望ましい。
検体の取扱い
・採取した尿を放置すると、雑菌の繁殖等によって尿中の成分の分解が進み、検査結果に影響を与えるおそれがあるので、採尿後なるべく速やかに検査することが望ましい。
検査薬の取扱い
・検査薬の尿糖又は尿タンパクを検出する部分を直接手で触れると、正確な検査結果が得られなくなることがある。 ・尿に長い間浸《ひた》していると、検出成分が溶け出してしまい、正確な検査結果が得られなくなることがある。
食事等の影響
・通常、尿は弱酸性であるが、食事その他の影響で中性～弱アルカリ性に傾くと、正確な検査結果が得られなくなることがある。 ・医薬品には、検査結果に影響を与える成分を含むものがある。

□□□ ★★☆ ［Ⅲ］ **尿糖・尿タンパク検査薬**は、尿中の糖やタンパク質の有無を調べるものであり、その結果をもって直ちに疾患の有無・種類は判断できない。

□□□ ★★☆ ［Ⅲ］ **尿糖・尿タンパク検査薬**の結果が陽性の場合は、疾患の確定診断や適切な治療につなげるため、早期に医師の診断を受ける。

□□□ ★★☆ ［Ⅲ］ **尿糖・尿タンパク検査薬**の結果が陰性であっても、何らかの症状がある場合は、再検査するか医療機関を受診する。

163　妊娠検査薬

分類　一般用検査薬

□□□ ★★☆ [Ⅲ]

妊娠検査薬に関する事項は、以下のとおりである。

- 妊娠の初期(妊娠 12 週まで)は、胎児の脳や内臓などの諸器官が形づくられる重要な時期であるが、母体が摂取した物の影響を受けやすいため、妊娠の有無を早い段階で知り、食事の内容や医薬品の使用に適切に配慮するとともに、飲酒や喫煙、感染症(例：風疹《ふうしん》、水痘《すいとう》)、放射線照射等を避ける必要がある。

□□□ ★★★ [Ⅲ]

妊娠検査薬の検査時期は、以下のとおりである。

- 妊娠が成立すると、胎児(受精卵)を取り巻く絨《じゅう》毛《もう》細胞からヒト絨毛性性腺刺激ホルモン(hCG)が分泌され始め、やがて尿中に hCG が検出されるようになる。
- 通常、妊娠成立してから 4 週目前後の尿中 hCG 濃度を検出感度としている。
- 月経予定日が過ぎて概ね 1 週目以降の検査が推奨されている。
- 月経予定日が過ぎて 1 週目よりも早い時期に検査して陰性の結果が出たとしても、それが妊娠していないことを意味するのか、妊娠しているが尿中 hCG が検出感度に達していない(偽陰性)のかは判別できない。

□□□ ★★☆ [Ⅲ] **妊娠検査薬**の検査結果に影響を与える要因は、以下のとおりである。

検査薬と温度環境
・尿中 hCG の検出反応は、hCG と特異的に反応する抗体や酵素を用いた反応であるため、温度の影響を受けることがある。 ・検査操作を行う場所の室温が極端に高いか、低い場合は正確な検査結果が得られないことがある。
検体の取扱い
・採取した尿を放置すると、雑菌の繁殖等によって尿中の成分の分解が進み、検査結果に影響を与えるおそれがあるので、採尿後なるべく速やかに検査がなされることが望ましい。
検体中の混在物質
・採取した尿が高濃度のタンパク尿や糖尿である場合、非特異的な反応が生じて偽陽性を示すことがある。
ホルモン分泌の変動
・絨毛《じゅうもう》細胞が腫瘍化《しゅようか》している場合には、妊娠していなくても hCG が分泌され、検査結果が陽性となることがある。 ・本来は hCG を産生しない組織の細胞であっても、腫瘍化(例：胃癌、膵癌、卵巣癌)すると、hCG を産生するようになることがある。 ・ホルモン剤(例：経口避妊薬、更年期障害治療薬)を使用している人では、妊娠していなくても、また、閉経期に入っていても、尿中 hCG が検出されることがある。

□□□ ★★★［Ⅲ］

妊娠検査薬の採尿のタイミングは、以下のとおりである。

- 尿中 hCG が検出されやすい早朝尿を検体とするが、尿が濃すぎると、かえって正確な結果が得られないこともある。

□□□ ★★★［Ⅲ］

妊娠検査薬は、妊娠の早期判定の補助として尿中の hCG の有無を調べるものであり、その結果をもって直ちに妊娠しているか否かを断定することはできない。

□□□ ★★☆［Ⅲ］

妊娠が成立していたとしても、**妊娠検査薬**では正常な妊娠か否かを判別できないので、妊娠週数が進むままに漫然と過ごすのでなく、早期に医師の診断を受ける。

□□□ ★★☆［Ⅲ］

妊娠検査薬の検査結果が陰性であっても、月経の遅れが著しい場合には、偽陰性であった可能性(実際は妊娠している可能性)のほか、病気(例：続発性無月経《ぞくはつせいむげっけい》)であるおそれもあるので、医療機関を受診する。

---

164 眠気防止薬

□□□ ★★☆ [Ⅲ] **眠気防止薬**は、眠気や倦怠感の除去を目的とする医薬品で、主な有効成分としてカフェインが配合されている。

□□□ ★★☆ [Ⅲ] かぜ薬やアレルギー用薬による眠気を抑えるために**眠気防止薬**を使用することは適切でない。

□□□ ★★☆ [Ⅲ] **眠気防止薬**は、一時的に精神的な集中を必要とするときに、眠気や倦怠感を除去する目的で使用され、疲労を解消するものではなく、睡眠を不要とするものでもない。

□□□ ★★☆ [Ⅲ] **眠気防止薬**が内服液剤の場合、その製剤上の特徴(有効成分の血中濃度が上昇しやすい)から、本来の目的以外の意図に基づく不適正な使用(乱用)がなされることがある。

□□□ ★★☆ [Ⅲ] 十分な睡眠をとっていても、**眠気防止薬**では抑えられない眠気や倦怠感が続く場合は、その使用又は使用を継続するのではなく、医療機関を受診するべきである。

〈理由〉神経、心臓、肺、肝臓等の重大な病気が原因となっている可能性があるため

□□□ ★★★ [Ⅲ] 成長期の小児の発育には睡眠が重要であることから、小児用の**眠気防止薬**はない。

□□□ ★★☆ [Ⅲ] **眠気防止薬**が小・中学生の試験勉強に効果があると誤解されて誤用事故を起こした事例が知られており、15歳未満の小児に使用しないよう注意する。

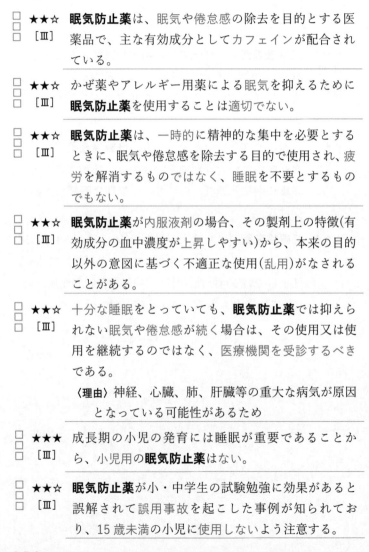

165 乗物酔い防止薬

別名 鎮暈薬

□□□ ★☆☆ [Ⅲ] **乗物酔い防止薬**は、乗物酔い(動揺病)によるめまい、吐きけ、頭痛を防止し、緩和することを目的とする医薬品である。

□□□ ★★☆ [Ⅲ] 乗物の運転操作をするときは、**乗物酔い防止薬**の使用を控える。

□□□ ★★☆ [Ⅲ] **乗物酔い防止薬**は、主として吐きけを抑える成分も含んでいるが、つわりに伴う吐きけへの対処として使用することは適当でない。

□□□ ★★☆ [Ⅲ] **乗物酔い防止薬**は、かぜ薬、解熱鎮痛薬、催眠鎮静薬、鎮咳去痰薬、胃腸鎮痛鎮痙薬、アレルギー用薬(鼻炎用内服薬を含む)との併用を避ける。

〈理由〉 抗ヒスタミン成分、抗コリン成分、鎮静成分、カフェイン類等の成分が重複して、鎮静作用や副作用が強く現れるおそれがあるため

□□□ ★★★ [Ⅲ] **乗物酔い防止薬**に3歳未満の乳幼児向けの製品はない。

〈理由〉 3歳未満の乳幼児では、乗物酔いが起こることはほとんどなく、乳幼児が乗物で移動中に機嫌が悪くなるような場合には、他の要因(例：気圧変化による耳の痛み)が考慮されるべきであるため

□□□ ★★☆ [Ⅲ] 乗物酔いに伴う一時的な症状としてでなく、日常においてめまいが度々生じる場合は、**乗物酔い防止薬**使用又は使用を継続するのではなく、医療機関を受診するべきである。

第3節 薬効群等

166 鼻炎用点鼻薬

□□□ ★★☆ [Ⅲ] **鼻炎用点鼻薬**は、急性鼻炎、アレルギー性鼻炎又は副鼻腔炎による諸症状のうち、鼻づまり、鼻みず(鼻汁過多)、くしゃみ、頭重《ずおも》の緩和を目的として、鼻腔内に適用される外用液剤である。

□□□ ★★★ [Ⅲ] **鼻炎用点鼻薬**には、アドレナリン作動成分が主体として配合されている。

□□□ ★★☆ [Ⅲ] **鼻炎用点鼻薬**は、アドレナリン作動成分のほか、抗ヒスタミン成分や抗炎症成分が配合されていても、鼻炎用内服薬と異なり、それらは鼻腔内における局所的な作用を目的としている。

□□□ ★★☆ [Ⅲ] **鼻炎用点鼻薬**の剤形には、スプレー式で鼻腔内に噴霧するものが多い。

□□□ ★★☆ [Ⅲ] **スプレー式鼻炎用点鼻薬**に関連する注意事項は、以下のとおりである。

- 噴霧後に鼻汁とともに逆流する場合があるので、使用前によく鼻をかんでおく。
- 使用後には、清潔なティッシュペーパー等で鼻に接した部分を拭き、必ずキャップを閉めた状態で保管し清潔に保つ。
- 汚染を防ぐため容器はなるべく直接鼻に触れないようにする。
- 他人と共有しないようにする。

□□□ ★★☆ [Ⅲ] **鼻炎用点鼻薬**は、症状を緩和するもので、その原因を取り除くものではない。

□□□ ★★★ [Ⅲ] 一般用医薬品の**鼻炎用点鼻薬**の対応範囲は、急性又はアレルギー性の鼻炎及びそれに伴う副鼻腔炎であり、急蓄膿症などの慢性のものを対象としていない。

□□□ ★★★ [Ⅲ] **鼻炎用点鼻薬**は、鼻以外の器官や臓器に影響を及ぼすおそれがある成分(例;アドレナリン作動成分)も配合されていることから、長期連用を避ける。

□□□ ★★★ [Ⅴ] **鼻炎用点鼻薬**は、「長期連用しないこと」とされている。

〈理由〉 二次充血、鼻づまり等を生じるおそれがあるため

□□□ ★★☆ [Ⅲ] **鼻炎用点鼻薬**は、局所(鼻腔内)に適用されるものであるが、成分が鼻粘膜を通っている血管から吸収されて循環血液中に入りやすく、全身的な影響を生じることがある。

□□□ ★★☆ [Ⅴ] 甲状腺機能障害、甲状腺機能亢進症の診断を受けた人は、アドレナリン作動成分が配合された**鼻炎用点鼻薬**を使用する前に「相談すること」とされている。

〈理由〉 甲状腺機能亢進症の主症状は、交感神経系の緊張等によってもたらされており、交感神経系を興奮させる成分は、症状を悪化させるおそれがあるため

□□□ ★★☆ [Ⅴ] 高血圧の診断を受けた人は、アドレナリン作動成分が配合された**鼻炎用点鼻薬**を使用する前に「相談すること」とされている。

〈理由〉 交感神経興奮作用により血圧を上昇させ、高血圧を悪化させるおそれがあるため

□□□ ★★☆ [V]

心臓病の診断を受けた人は、アドレナリン作動成分が配合された**鼻炎用点鼻薬**を使用する前に「相談すること」とされている。

〈**理由**〉心臓に負担をかけ、心臓病を悪化させるおそれがあるため

□□□ ★★☆ [V]

糖尿病の診断を受けた人は、アドレナリン作動成分が配合された**鼻炎用点鼻薬**を使用する前に「相談すること」とされている。

〈**理由**〉肝臓でグリコーゲンを分解して血糖値を上昇させる作用があり、糖尿病の症状を悪化させるおそれがあるため

□□□ ★★☆ [V]

緑内障の診断を受けた人は、抗コリン成分が配合された**鼻炎用点鼻薬**を使用する前に「相談すること」とされている。

〈**理由**〉抗コリン作用によって房水流出路(房水通路《ぼうすいつうろ》)が狭くなり、眼圧が上昇し、緑内障を悪化させるおそれがあるため

□□□ ★★☆ [Ⅲ]

以下の症状の場合は、**鼻炎用点鼻薬**を使用又は使用を継続するのではなく、医療機関を受診するべきである。

- 3日位使用しても症状の改善がみられない場合
- 中耳炎が発生した場合
- 鼻粘膜が腫《は》れてポリープ(鼻茸《はなたけ》)となっている場合

〈**理由**〉医療機関における治療が必要となるため

---

167 鼻炎用内服薬

□□□ ★★☆［Ⅲ］ **鼻炎用内服薬**は、急性鼻炎、アレルギー性鼻炎又は副鼻腔炎による諸症状の緩和を目的としている。

□□□ ★★☆［Ⅲ］ **鼻炎用内服薬**は、抗ヒスタミン成分に、アドレナリン作動成分や抗コリン成分等を組み合わせて配合したものである。

□□□ ★★☆［Ⅲ］ 一般用医薬品の**鼻炎用内服薬**は、複数の有効成分が配合されている場合が多く、他のアレルギー用薬(**鼻炎用内服薬**を含む)、抗ヒスタミン成分、アドレナリン作動成分又は抗コリン成分が配合された医薬品と併用すると、同種の成分が重複して、効き目が強すぎたり、副作用が起こりやすくなる。

□□□ ★★☆［Ⅲ］ **鼻炎用内服薬**とアレルギー用薬に関し、一般の生活者の中には、「鼻炎の薬と蕁麻疹の薬は影響し合わない」と誤って認識している場合がある。

□□□ ★★☆［Ⅲ］ **鼻炎用内服薬**と鼻炎用点鼻薬では、同種の成分が重複することもあるが、一般の生活者の中には、「内服薬と外用薬は影響し合わない」と誤って認識している場合がある。

□□□ ★★☆［Ⅲ］ 鼻炎等のアレルギー症状に対する**鼻炎用内服薬**の使用は、基本的に対症療法である。

□□□ ★★☆［Ⅲ］ 一般用医薬品の**鼻炎用内服薬**は、一時的な症状の緩和に用いられるものであり、長期連用を避ける。

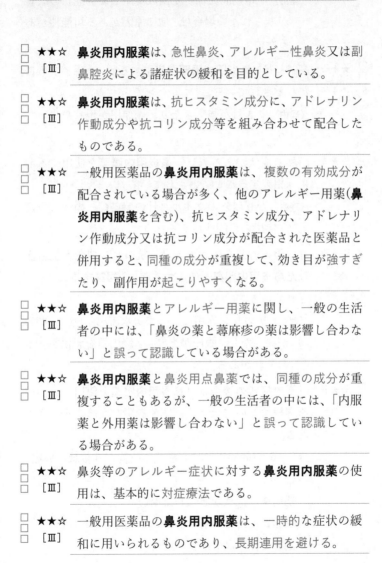

□□□ ★★☆ [V] **鼻炎用内服薬**は、「長期連用しないこと」とされている。

〈**理由**〉一定期間又は一定回数使用しても症状の改善がみられない場合は、他に原因がある可能性があるため

□□□ ★★☆ [V] 高齢者は、**鼻炎用内服薬**を使用する前に「相談すること」とされている。

〈**理由**〉効き目が強すぎたり、副作用が現れやすいため

□□□ ★★☆ [V] 高熱の症状がある人は、**鼻炎用内服薬**を使用する前に「相談すること」とされている。

〈**理由**〉かぜ以外のウイルス性の感染症その他の重篤な疾患の可能性があるため

□□□ ★★☆ [V] 緑内障の診断を受けた人は、抗コリン成分が配合された**鼻炎用内服薬**を使用する前に「相談すること」とされている。

〈**理由**〉抗コリン作用によって房水流出路(房水通路《ぼうすいつうろ》)が狭くなり、眼圧が上昇し、緑内障を悪化させるおそれがあるため

□□□ ★★☆ [Ⅲ] 以下の症状の場合は、**鼻炎用内服薬**を使用又は使用を継続するのではなく、医療機関を受診するべきである。

- 5〜6 日間使用しても症状の改善がみられない場合
- 使用中に症状が悪化した場合

〈**理由**〉医薬品の副作用である可能性があるため

- 高熱を伴う鼻炎症状の場合

---

168 貧血用薬

別名 鉄製剤

□□□ ★★☆［Ⅲ］ **貧血用薬**は、鉄欠乏性貧血に対して不足している鉄分を補充することにより、造血機能の回復を図る医薬品である。

□□□ ★★☆［Ⅲ］ **貧血用薬**は、悪心《おしん》(吐きけ)、嘔吐、食欲不振、胃部不快感、腹痛、便秘、下痢等の胃腸障害を生じることがある。

□□□ ★★★［Ⅲ］ 鉄分の吸収は空腹時のほうが高いとされているが、消化器系への副作用を軽減するには、食後に**貧血用薬**を服用することが望ましい。

□□□ ★★☆［Ⅲ］ **貧血用薬**には、胃への負担を軽減するため、腸溶性《ちょうようせい》とした製品もある。

□□□ ★★★［Ⅲ］ **貧血用薬**を服用すると便が黒くなることがあるが、使用の中止を要する副作用等の異常ではない。

□□□ ★★☆［Ⅲ］ **貧血用薬**の服用前から便が黒い場合は、貧血の原因として消化管内で出血している場合もあるため、服用前の便の状況との対比が必要である。

□□□ ★★★［Ⅲ］ 服用の前後 30 分にタンニン酸を含む飲食物(例：緑茶、紅茶、コーヒー、ワイン、柿)を摂取すると、タンニン酸と反応して鉄の吸収が悪くなることがあるので、**貧血用薬**の服用前後は、タンニン酸を含む飲食物の摂取を控える。

□□□ ★★☆ [Ⅲ] 複数の貧血用薬と併用すると、鉄分の過剰摂取となり、胃腸障害や便秘等の副作用が起こりやすくなる。

□□□ ★★☆ [Ⅲ] **貧血用薬**は、医師の治療を受けている人では、鉄分の吸収に影響を及ぼす薬剤が処方されている場合があるので、使用前に相談するべきである。

□□□ ★★☆ [Ⅲ] 貧血のうち**鉄製剤**で改善できるのは、鉄欠乏性貧血のみである。

□□□ ★★☆ [Ⅲ] 特段の基礎疾患等がなく鉄分の欠乏を生じる主な要因として、食事の偏りによる鉄分の摂取不足が考えられるため、**貧血用薬**による対処と併せて、食生活を改善することが重要である。

□□□ ★★★ [Ⅲ] 貧血の症状がみられる以前から、予防的に**貧血用薬**を使用することは適当でない。

□□□ ★★☆ [Ⅲ] 以下の症状の場合は、**貧血用薬**を使用又は使用を継続するのではなく、医療機関を受診するべきである。

- 食生活を改善し、かつ、使用を２週間程度続けても症状の改善がみられない場合

〈理由〉出血性の疾患(例：月経過多、消化管出血)による慢性的な血液の損失が原因で貧血症状が起きている可能性があり、それらの治療が優先されるべきであるため。また、鉄欠乏性貧血以外の貧血により症状が現れていることが疑われ、鉄製剤によって対処すること自体が適当でない可能性があるため

169 婦人薬

□□□ ★☆☆ [Ⅲ]
婦人薬は、月経《げっけい》及び月経周期に伴って起こる症状を中心として、女性に現れる特有な諸症状の緩和と、保健を主たる目的とする医薬品である。

□□□ ★☆☆ [Ⅲ]
婦人薬は、血の道症、更年期障害、月経異常及びそれらに随伴する冷え症、月経痛、腰痛、頭痛、のぼせ、肩こり、めまい、動悸、息切れ、手足のしびれ、こしけ(おりもの)、血色不良、便秘、むくみに用いられる。

□□□ ★★☆ [Ⅲ]
内服で用いられるに**婦人薬**は、通常、複数の生薬成分が配合されている場合が多く、他の婦人薬、生薬成分を含有する医薬品と併用すると、同種の生薬成分が重複して、効き目が強すぎたり、副作用が起こりやすくなる。

□□□ ★★☆ [Ⅲ]
一般の生活者の中には、「痔の薬と更年期障害の薬は影響し合わない」と誤って認識している場合がある。

□□□ ★★☆ [Ⅲ]
婦人薬は、医師の治療を受けている人では、使用前に相談するべきである。

〈理由〉治療中の疾患(婦人病に限らない)に悪影響を及ぼすことがあり、また、動悸や息切れ、めまい、のぼせ等の症状が、治療中の疾患に起因する可能性や、処方された薬剤の副作用である可能性も考えられるため

第３節
薬効群等

□□□ ★★☆ ［Ⅲ］ 内服で用いられる**婦人薬**は、比較的作用が穏やかで、ある程度長期間使用することによって効果が得られる。

□□□ ★★☆ ［Ⅲ］ 効果がみられないのに**婦人薬**の使用を漫然と継続することは適当でない。

□□□ ★★☆ ［Ⅲ］ 以下の症状の場合は、**婦人薬**を使用又は使用を継続するのではなく、医療機関を受診するべきである。

- 1ヶ月位使用して症状の改善がみられず、日常生活に支障を来す場合
- 以下の月経痛の場合
  - ・年月の経過に伴って次第に増悪《ぞうあく》していくもの
  - ・大量の出血を伴うもの

〈理由〉子宮内膜症等の病気の可能性があるため

- 不正出血(月経以外の不規則な出血)がある場合
- 更年期障害の不定愁訴とされる症状の背景にある病気が判明した場合

〈理由〉その病気の治療を優先する必要があるため

---

170 みずむし・たむし用薬

□□□ ★★☆ [Ⅲ]

みずむし・たむし用薬の選択に関する事項は、以下のとおりである。

- じゅくじゅくと湿潤している患部には、軟膏が適している。
- 液剤は、有効成分の浸透性が高いが、患部に対する刺激が強い。
- 皮膚が厚く角質化している部分には、液剤が適している。
- 湿疹とみずむしの初期症状は類似しており、湿疹に抗真菌作用を有する成分を使用すると、かえって湿疹の悪化を招くことがある。
- 陰嚢《いんのう》に痒み・ただれ等の症状がある場合は、湿疹等の他の原因による場合が多い。
- 湿疹か皮膚糸状菌による皮膚感染かはっきりしない場合に、抗真菌成分が配合された医薬品を使用することは適当でない。

□□□ ★★☆ [Ⅲ]

みずむし・たむし用薬は、強い刺激を生じたり、症状が悪化する可能性があるので、以下の患部への使用を避ける。

- 膣《ちつ》、陰嚢《いんのう》、外陰部《がいいんぶ》等
- 湿疹
- 湿潤、ただれ、亀裂や外傷がひどい患部
- 化膿している患部

□□□ ★★☆ [V] **みずむし・たむし用薬**は、陰のう、外陰部等には「使用しないこと」とされている。

〈**理由**〉角質層が薄いため白癬菌《はくせんきん》は寄生しにくく、いんきん・たむしではなく他の病気(例：陰嚢湿疹)である可能性があるため。また、皮膚刺激成分により、強い刺激や痛みを生じるおそれがあるため

□□□ ★★☆ [V] **みずむし・たむし用薬**は、湿疹には「使用しないこと」とされている。

〈**理由**〉湿疹に対する効果はなく、誤って使用すると悪化させるおそれがあるため

□□□ ★★☆ [V] **みずむし・たむし用薬**(液剤、軟膏剤、エアゾール剤)は、湿潤、ただれ、亀裂や外傷がひどい患部には「使用しないこと」とされている。

〈**理由**〉刺激成分により、強い刺激や痛みが現れることがあるため

□□□ ★★☆ [V] **みずむし・たむし用薬**は、目や目の周囲、粘膜(例：口腔、鼻腔、膣)には「使用しないこと」とされている。

〈**理由**〉皮膚刺激成分により、強い刺激や痛みを生じるおそれがあるため

□□□ ★★☆ [Ⅲ] 患部が化膿している場合には、抗菌成分を含んだ外用剤を使用するなどして化膿が治まってから、**みずむし・たむし用薬**を使用することが望ましい。

□□□ ★★☆ [Ⅲ] レゾルシンは、細菌や真菌類のタンパク質を変性させることにより殺菌消毒作用を示し、患部の化膿を防ぐために用いられるが、角質層を軟化させる作用もあり、**みずむし・たむし用薬**やにきび用薬に配合されている場合がある。

□□□ ★★☆ [Ⅲ] 以下の症状の場合は、**みずむし・たむし用薬**を使用又は使用を継続するのではなく、医療機関を受診するべきである。

- 患部が広範囲である場合
  〈理由〉 自己治療の範囲を超えているため。また、内服抗真菌薬の処方による全身的な治療が必要な場合があるため
- みずむしやたむしに対する基礎的なケアと併せて、2週間位使用しても症状が改善しない場合
  〈理由〉 抗真菌成分に耐性を生じている可能性や、皮膚糸状菌による皮膚感染でない可能性があるため。また、みずむし・たむしの症状と判別しにくい副作用(例：痒み、落屑《らくせつ》、ただれ、水疱《すいほう》)を生じているおそれがあるため

第3節

薬効群等

171 毛髪用薬

□□□ ★★☆ [Ⅲ]

毛髪用薬は、脱毛の防止、育毛、ふけや痒《かゆ》みを抑えること等を目的として、頭皮《とうひ》に適用する医薬品である。

□□□ ★★☆ [Ⅲ]

毛髪用薬は、頭皮における局所的な作用を目的とする医薬品であるが、女性ホルモン成分を含む場合、頭皮から吸収されて循環血流中に入る可能性を考慮し、妊婦等では、使用を避けるべきである。

□□□ ★★☆ [Ⅲ]

サリチル酸は、角質成分を溶解することによる角質軟化作用を示すが、頭皮の落屑《らくせつ》(ふけ)を抑える効果を期待して、**毛髪用薬**に配合されている場合がある。

※サリチル酸は、抗菌、抗真菌、抗炎症の作用も期待され、にきび用薬に配合されている場合がある。

---

172 医薬部外品

□□□ ★☆☆ [Ⅲ]

かぜ薬のうち、胸部や喉《のど》に適用し、有効成分が体温により暖められて揮散《きさん》し、吸入されることにより、かぜに伴う諸症状(例：鼻づまり、くしゃみ)の緩和を目的とする外用剤(塗り薬、貼り薬)の製品は、現在のところ、**医薬部外品**(鼻づまり改善薬)として製造販売されている。

□□□ ★☆☆ [Ⅲ]

口腔咽喉薬、含嗽薬《がんそうやく》のうち、生薬成分、グリチルリチン酸二《じ》カリウム、セチルピリジニウム塩化物等のみの有効成分からなる製品で、効能・効果が、以下の範囲に限られるものは、**医薬部外品**として扱われる。

- 痰《たん》、喉《のど》の炎症による声がれ、喉の荒《あ》れ、喉の不快感、喉の痛み、喉の腫《は》れ
- 口腔内や喉の殺菌・消毒・洗浄
- 口臭の除去

□□□ ★★☆ [Ⅲ]

健胃薬、消化薬、整腸薬又はそれらの目的を併せ持つ**医薬部外品**は、人体に対する作用が緩和なものとして、配合できる成分やその上限量が定められており、また、効能・効果の範囲が限定されている。

□□□ ★★☆ [Ⅲ] **医薬部外品**の整腸薬、瀉下薬は、人体に対する作用が緩和なものとして、配合できる成分やその上限量が定められており、また、効能・効果の範囲が限定されている。

※下痢・便秘を繰り返す場合における整腸は、医薬品のみに認められている。

□□□ ★☆☆ [Ⅲ] **医薬部外品**の瀉下薬の有効成分は、糞便のかさや水分量を増すことにより瀉下作用をもたらす成分に限られる。

□□□ ★☆☆ [Ⅲ] コンタクトレンズ装着液のうち、あらかじめ定められた範囲内の成分のみ(以下)を含む等の基準にあてはまる製品は、**医薬部外品**として扱われる。

- アスパラギン酸カリウム
- アミノエチルスルホン酸
- 塩化ナトリウム
- ヒドロキシプロピルメチルセルロース
- ポリビニルアルコール
- ポリビニルピロリドン

□□□ ★☆☆ [Ⅲ] 殺菌消毒薬のうち、配合成分やその濃度、効能・効果等があらかじめ定められた範囲内である製品は、**医薬部外品**(例:きず消毒保護剤)として製造販売されている。

※火傷《やけど》や化膿した創傷面の消毒、口腔内の殺菌・消毒等を併せて目的とする製品は、医薬品のみに認められている。

□□□ ★★☆ [Ⅲ] 角質軟化薬のうち、配合成分やその濃度等があらかじめ定められた範囲内である製品は、**医薬部外品**(うおのめ・たこ用剤)として製造販売されている。

※いぼに用いる製品は、医薬品のみに認められている。

□□□ ★★☆ [Ⅲ] 毛髪用薬のうち、配合成分やその分量等にかんがみて人体に対する作用が緩和な製品は、**医薬部外品**(育毛剤、養毛剤)として製造販売されている。

※疾患名(以下)を効能・効果に掲げた製品は、医薬品のみに認められている。

・壮年性《そうねんせい》脱毛症	・粃糠性《ひこうせい》脱毛症
・円形脱毛症	・瀰漫性《びまんせい》脱毛症等

□□□ ★☆☆ [Ⅲ] **医薬部外品**の保健薬は、ビタミン等の補給を目的とするが、以下の効能・効果の範囲に限定されている。

- 滋養強壮
- 虚弱体質の改善
- 病中・病後の栄養補給等

※特定部位の症状(例：神経痛、筋肉痛、関節痛、しみ・そばかす)に対する効能・効果は、医薬品のみに認められている。

□□□ ★★☆ [Ⅲ] **医薬部外品**の保健薬は、配合成分やその分量にかんがみて人体に対する作用が緩和なものに限られる。

※カシュウ、ゴオウ、ゴミシ、ジオウ、ロクジョウ等の生薬成分は、医薬品のみに認められている。

※1日最大量が既定値を超えるビタミン成分は、医薬品のみに認められている。

□□□ ★★☆ [Ⅲ] 手指又は皮膚に適用する消毒薬のうち、配合成分やその濃度等があらかじめ定められた範囲内である製品は、**医薬部外品**として製造販売されている。

※手指又は皮膚のほか、器具等にも用いられる製品は、医薬品のみに認められている。

□□□ ★★☆ [Ⅲ] 殺虫剤・忌避剤のうち、人体に対する作用が緩和な製品は、**医薬部外品**として製造販売されている。

※取扱い上、人体に対する作用が緩和といえない製品(以下)は、医薬品のみに認められている。

- 原液を用時希釈して用いるもの
- 長期間にわたって持続的に殺虫成分を放出させるもの
- 一度に大量の殺虫成分を放出させるもの
- 劇薬に該当するもの等

□□□ ★☆☆ [Ⅲ] ハエの成虫の防除では、希釈して噴霧する医薬品の殺虫剤も用いられるが、一般家庭においては、調製を要さずそのまま使用できる**医薬部外品**の殺虫剤(例：エアゾール)や、物理的な方法(例：ハエ取り紙)が用いられることが多い。

□□□ ★☆☆ [Ⅲ] 蚊《か》の成虫の防除では、希釈して噴霧する医薬品の殺虫剤も用いられるが、一般家庭においては、調製を要さずそのまま使用できる**医薬部外品**の殺虫剤(例：蚊取り線香、エアゾール)が用いられることが多い。

---

173 衛生害虫

□□□ ★★☆ ［Ⅲ］ **衛生害虫**とは、疾病を媒介したり、飲食物を汚染するなどして、保健衛生上の害を及ぼす昆虫等をいう。

□□□ ★☆☆ ［Ⅲ］ 外敵から身を守るために人体に危害を与えることがある昆虫等(例：ハチ、ドクガ、ドクグモ、サソリ)は、**衛生害虫**に含まれない。

□□□ ★★☆ ［Ⅳ］ 医薬部外品のうち、**衛生害虫類**の防除のために使用される製品の容器や包装等には、「防除用医薬部外品」という識別表示がなされている。

□□□ ★☆☆ ［Ⅳ］ 医薬関係者、医療機関、公的機関、団体が、公認、推薦、選用等している旨の医薬品広告は、一般の生活者の認識に与える影響が大きいことにかんがみて、仮に事実であったとしても、原則として不適当とされているが、市町村が行う**衛生害虫類**の駆除事業に際して、特定の殺虫剤・殺そ剤を住民に推薦することについては問題ない。

174

かぜ

別名	感冒《かんぼう》 かぜ症候群

□□□ ★★☆ [Ⅲ] **かぜ**は、呼吸器症状(例：くしゃみ、鼻汁・鼻づまり、咽喉痛《いんこうつう》、咳《せき》、痰《たん》)と、様々な全身症状(例：発熱、頭痛、関節痛、全身倦怠感)が組み合わさって生じる。

□□□ ★★☆ [Ⅲ] **かぜ**は、単一の疾患ではなく、医学的にはかぜ症候群という。

□□□ ★★☆ [Ⅲ] **かぜ**は、主にウイルスが鼻や喉などに感染して起こる上気道の急性炎症の総称である。

□□□ ★★☆ [Ⅲ] **かぜ**は、数日～1 週間程度で自然寛解し、予後は良好である。

□□□ ★★☆ [Ⅲ] **かぜ**の約 8 割は、ウイルスの感染が原因であるが、細菌の感染や、まれに非感染性の要因(例：冷気、乾燥、アレルギー)による場合もある。

□□□ ★★☆ [Ⅲ] **かぜ**の原因となるウイルスは 200 種類を超えるが、それぞれ活動に適した環境がある。

□□□ ★★☆ [Ⅲ] 季節や時期などによって、**かぜ**の原因となるウイルスや細菌の種類は異なる。

□□□ ★★☆ [Ⅲ] 以下の場合は、**かぜ**ではない可能性が高い。

- 急激な発熱を伴う場合
- 症状が 4 日以上続く場合
- 症状が重篤な場合

□□□ ★☆☆ [Ⅲ] **かぜ**とよく似た症状が現れる疾患は多数(以下)ある。

・喘息	・肺結核
・アレルギー性鼻炎	・髄膜《ずいまく》炎
・リウマチ熱	・急性肝炎
・関節リウマチ	・尿路感染症等
・肺炎	

□□□ ★★★ [Ⅲ] 発熱や頭痛を伴う消化器症状(例：悪心・嘔吐、下痢)は、俗に「お腹《なか》にくるかぜ」とも呼ばれるが、冬場に生じた場合は、**かぜ**ではなく、ウイルスが消化器に感染したことによるウイルス性胃腸炎であることが多い。

□□□ ★★★ [Ⅲ] インフルエンザ(流行性感冒)は、ウイルスの呼吸器感染によるものであるが、感染力が強く、また、重症化しやすいため、**かぜ**とは区別して扱われる。

□□□ ★☆☆ [Ⅲ] **かぜ**は、生体に備わっている免疫機構によってウイルスが消滅すれば自然に治癒《ちゆ》するため、安静にして休養し、栄養・水分を十分に摂ることが基本である。

175 コレステロール

□□□ ★★☆ [Ⅲ] **コレステロール**は、細胞の構成成分で、胆汁酸や生理活性物質(例:副腎皮質ホルモン)の産生に重要な物質である。

□□□ ★★☆ [Ⅲ] **コレステロール**は、食事から摂取された糖及び脂質から主に産生される。

□□□ ★★★ [Ⅲ] **コレステロール**の産生及び代謝は、主として肝臓で行われる。

□□□ ★★☆ [Ⅲ] **コレステロール**は、水に溶けにくい物質であるため、血液中ではリポタンパク質となって存在する。

□□□ ★★☆ [Ⅱ] 中性脂肪や**コレステロール**等の脂質は、血漿中のタンパク質と結合してリポタンパク質を形成し、血漿中に分散している。

□□□ ★★★ [Ⅲ] 低密度リポタンパク質(LDL)は、**コレステロール**を肝臓から末梢組織へと運ぶ。

□□□ ★★☆ [Ⅲ] 高密度リポタンパク質(HDL)は、末梢組織の**コレステロール**を取り込んで肝臓へと運ぶ。

□□□ ★★★ [Ⅲ] 血液中の LDL が多く、HDL が少ないと、**コレステロール**が末梢組織側に偏って蓄積を招き、生活習慣病(例:心臓病、肥満、動脈硬化症)につながる危険性が高くなる。

□□□ ★☆☆ [Ⅲ] 血漿中に過剰に存在する**コレステロール**は、過酸化脂質となって種々の障害の原因となる。

□□□ ★☆☆ [Ⅱ] 血漿中の過剰な**コレステロール**が血管内壁に蓄積すると、血液が流れにくくなるとともに、動脈ではその弾力性が損なわれてもろくなる。

□□□ ★★☆ [Ⅱ] 胆汁には、古くなった赤血球や、過剰の**コレステロール**を排出する役割がある。

□□□ ★★☆ [Ⅲ] メタボリックシンドロームの予防では、血中の**コレステロール値**に留意することが重要である。

□□□ ★★☆ [Ⅲ] 大豆油《だいずゆ》不《ふ》けん化物《かぶつ》(別名：ソイステロール)は、腸管における**コレステロール**の吸収を抑える。

□□□ ★★☆ [Ⅲ] リノール酸、ポリエンホスファチジルコリンは、**コレステロール**と結合して、代謝されやすいコレステロールエステルを形成するとされ、肝臓における**コレステロール**の代謝を促す。

---

176 プロスタグランジン

□□□ ★★☆ [Ⅲ] **プロスタグランジン**は、ホルモンに似た働きをする物質で、病気や外傷があるときに活発に産生される。

□□□ ★★☆ [Ⅲ] **プロスタグランジン**は、体の各部位で発生した痛みが脳へ伝わる際に、痛みのシグナルを増幅することにより、痛みの感覚を強める。

□□□ ★★☆ [Ⅲ] 頭痛や関節痛は、**プロスタグランジン**によって増強される。

□□□ ★★☆ [Ⅲ] **プロスタグランジン**は、月経が起こる過程に関わっている。

□□□ ★★☆ [Ⅲ] **プロスタグランジン**は、脳の下部にある体温を調節する部位(温熱中枢)に作用して、体温を通常よりも高く維持するように調節する。

□□□ ★★☆ [Ⅲ] **プロスタグランジン**は、炎症の発生に関与する。

□□□ ★★☆ [Ⅲ] **プロスタグランジン**には、胃酸分泌調節や胃腸粘膜保護の作用がある。

□□□ ★★☆ [Ⅲ] ブシは、血液循環の改善作用と利尿作用のほか、鎮痛作用も示すが、**プロスタグランジン**を抑えないことから、胃腸障害の副作用を生じない。

177 ヘモグロビン

□□□ ★★☆ ［Ⅱ］ 赤血球は、赤い血色素(**ヘモグロビン**)を含む。

□□□ ★★☆ ［Ⅱ］ **ヘモグロビン**は、鉄分と結合したタンパク質である。

□□□ ★★★ ［Ⅱ］ **ヘモグロビン**は、酸素量の多いところ(肺胞の毛細血管)で酸素分子と結合し、酸素が少なく二酸化炭素が多いところ(末梢組織の毛細血管)で酸素分子を放出する。

□□□ ★★☆ ［Ⅱ］ 二酸化炭素は、**ヘモグロビン**とほとんど結合せず、血漿中に溶け込んで末梢組織から肺へ運ばれる。

□□□ ★★☆ ［Ⅱ］ 赤血球の数が少なすぎたり、赤血球中の**ヘモグロビン**の量が欠乏すると、血液は酸素を十分に供給できず、貧血症状(例：疲労、血色不良)が現れる。

□□□ ★★☆ ［Ⅱ］ 鉄欠乏性貧血とは、月経過多や消化管出血等による血液損失等のため、**ヘモグロビン**の生合成に必要な鉄分が不足して生じる貧血をいう。

□□□ ★★★ ［Ⅲ］ 鉄分は、赤血球が酸素を運搬する上で重要な**ヘモグロビン**の産生に不可欠なミネラルである。

□□□ ★★★ ［Ⅲ］ 鉄分の摂取不足を生じても、初期には貯蔵鉄や血清鉄が減少するのみで、**ヘモグロビン**の量自体は変化せず、ただちに貧血の症状は現れない。

□□□ ★★☆ [Ⅲ] 血清鉄とは、**ヘモグロビン**を産生するために、貯蔵鉄(肝臓などに蓄えられている鉄)が赤血球へと運ばれている状態の鉄をいう。

□□□ ★★☆ [Ⅲ] 持続的に鉄が欠乏すると、**ヘモグロビン**が減少して貧血症状が現れる。

□□□ ★★☆ [Ⅲ] 銅は、**ヘモグロビン**の産生過程において、鉄の代謝や輸送に重要な役割を持つ。

□□□ ★★☆ [Ⅲ] 硫酸銅は、貧血用薬(鉄製剤)では、補充した鉄分を利用した**ヘモグロビン**の産生を助ける。

□□□ ★☆☆ [Ⅲ] メトヘモグロビン血症とは、赤血球中の**ヘモグロビン**の一部がメトヘモグロビンに変化し、赤血球の酸素運搬能力が低下して貧血症状を呈《てい》する病気をいう。

□□□ ★☆☆ [Ⅲ] 赤血球におけるメトヘモグロビンの割合は、**ヘモグロビン**全体の1%以下に維持されているが、メトヘモグロビン血症では、10%以上になる。

第４節
漢方

試験対策上、漢方特有の表現でなされた効能効果の記述から、どの漢方であるかを判別できるようになることが不可欠です。

そのキーワードを覚え、漢方を判別できるようになりましょう。

また、カンゾウ、マオウ、ダイオウが含まれているかどうかは、副作用や相互作用の観点から重要です。一つでも多く押さえるようにしましょう。

178 漢方の判別

□□□ ★★★ [Ⅲ]

かぜに用いる漢方は、以下のとおりである。

- 「**感冒《かんぼう》の初期(汗をかいていない)**」は、葛根湯《かっこんとう》
- 「**ふしぶしが痛く**」とあれば、麻黄湯《まおうとう》
- 「**舌に白苔《はくたい》**」とあれば、小柴胡湯《しょうさいことう》
- 「**かぜの中期から後期**」とあれば、柴胡桂枝湯《さいこけいしとう》
- 「**うすい水様《すいよう》の痰《たん》**」とあれば、小青竜湯《しょうせいりゅうとう》
- 「**汗が出るもののかぜの初期**」とあれば、桂枝湯《けいしとう》
- 「**かぜの初期、血《ち》の道症《みちしょう》**」とあれば、香蘇散《こうそさん》
- 「**のどのつかえ感**」とあれば、半夏厚朴湯《はんげこうぼくとう》
- 「**痰が切れにくく**」とあれば、麦門冬湯《ばくもんどうとう》

□□□ ★★★ [Ⅲ]

鎮痛に用いる漢方は、以下のとおりである。

- 「**こむらがえり**」とあれば、芍薬甘草湯《しゃくやくかんぞうとう》
- 「**汗が出、手足が冷え**」とあれば、桂枝加朮附湯《けいしかじゅつぶとう》
- 「**筋肉のぴくつき**」とあれば、桂枝加苓朮附湯《けいしかりょうじゅつぶとう》
- 「**関節や筋肉のはれ**」とあれば、薏苡仁湯《よくいにんとう》
- 「**いぼ、手足のあれ**」とあれば、麻杏薏甘湯《まきょうよくかんとう》
- 「**ときにしびれ**」とあれば、疎経活血湯《そけいかっけつとう》
- 「**冷え**」「**冷え**」「**冷え症**」とあれば、当帰四逆加呉茱萸生姜湯《とうきしぎゃくかごしゅゆしょうきょうとう》
- 「**慢性頭痛**」とあれば、釣藤散《ちょうとうさん》
- 「**しゃっくり**」とあれば、呉茱萸湯《ごしゅゆとう》

□□□ ★★☆ [Ⅲ] **不眠**に用いる漢方は、以下のとおりである。

- 「**心身が疲れ、精神不安**」とあれば、酸棗仁湯《さんそうにんとう》
- 「**心身が疲れ、血色が悪く**」は、加味帰脾湯《かみきひとう》
- 「**神経がたかぶり、怒りやすい**」は、抑肝散《よくかんさん》
- 「**やや消化器が弱く、神経がたかぶり**」とあれば、抑肝散加陳皮半夏《よくかんさんかちんぴはんげ》
- 「**精神不安があって**」とあれば、柴胡加竜骨牡蛎湯《さいこかりゅうこつぼれいとう》
- 「**眼精疲労**」とあれば、桂枝加竜骨牡蛎湯《けいしかりゅうこつぼれいとう》

□□□ ★★★ [Ⅲ] **小児の疳**《かん》に用いる漢方は、以下のとおりである。

- 「**小児虚弱体質**」とあれば、小建中湯《しょうけんちゅうとう》
- 抑肝散 **【上段】**
- 抑肝散加陳皮半夏 **【上段】**
- 柴胡加竜骨牡蛎湯 **【上段】**
- 桂枝加竜骨牡蛎湯 **【上段】**

□□□ ★★☆ [Ⅲ] **咳・痰**に用いる漢方は、以下のとおりである。

- 「**激しい咳**」とあれば、甘草湯《かんぞうとう》
- 半夏厚朴湯 **【P300】**
- 「**かぜをひきやすく**」とあれば、柴朴湯《さいぼくとう》
- 麦門冬湯 **【P300】**
- 「**咳が強くでる**」とあれば、五虎湯《ごことう》
- 「**ときにのどが渇く**」とあれば、麻杏甘石湯《まきょうかんせきとう》
- 「**咳、喘鳴**《ぜんめい》」とあれば、神秘湯《しんぴとう》

□□□ ★★☆ [Ⅲ] **喉**《のど》**の痛み**に用いる漢方は、以下のとおりである。

- 「**ときに咳がでる**」とあれば、桔梗湯《ききょうとう》
- 「**喉が腫**《は》**れて痛む**」とあれば、駆風解毒散《くふうげどくさん》(湯《とう》)
- 「**熱感と口渇**」とあれば、白虎加人参湯《びゃっこかにんじんとう》
- 「**咽喉不快**」とあれば、響声破笛丸《きょうせいはてきがん》

☐☐☐ ★★★ [Ⅲ]

胃の不調に用いる漢方は、以下のとおりである。

- 「**腹部は力がなくて**」とあれば、安中散《あんちゅうさん》
- 「**冷えやすいものの胃腸虚弱**」とあれば、人参湯《にんじんとう》
- 「**食べすぎ**」とあれば、平胃散《へいいさん》
- 「**胃下垂**《いかすい》」とあれば、六君子湯《りっくんしとう》

☐☐☐ ★★★ [Ⅲ]

腸の不調に用いる漢方は、以下のとおりである。

- 「**しぶり腹**《ばら》」とあれば、桂枝加芍薬湯《けいしかしゃくやくとう》
- 「**腸内異常発酵**」とあれば、大黄甘草湯《だいおうかんぞうとう》
- 「**下腹部痛があって、便秘**」は、大黄牡丹皮湯《だいおうぼたんぴとう》
- 「**便が硬く塊**《かい》**状**」とあれば、麻子仁丸《ましにんがん》

☐☐☐ ★★★ [Ⅲ]

動悸・息切れに用いる漢方は、以下のとおりである。

- 「**ふらつき**」とあれば、苓桂朮甘湯《りょうけいじゅつかんとう》

☐☐☐ ★★☆ [Ⅲ]

高血圧の随伴症状に用いる漢方は、以下のとおりである。

- 「**顔面紅潮**」とあれば、三黄瀉心湯《さんおうしゃしんとう》
- 「**顔色が悪くて**」とあれば、七物降下湯《しちもつこうかとう》
- 柴胡加竜骨牡蛎湯【P301】
- 桃核承気湯【P303】

☐☐☐ ★★★ [Ⅲ]

痔に用いる漢方は、以下のとおりである。

- 「**大便がかたく**」とあれば、乙字湯《おつじとう》
- 「**出血傾向**」とあれば、芎帰膠艾湯《きゅうききょうがいとう》

□□□ ★★☆ ［Ⅲ］ **泌尿器の症状**に用いる漢方は、以下のとおりである。

- 「**尿量減少**」「**下肢痛**《かしつう》」とあれば、牛車腎気丸《ごしゃじんきがん》
- 「**尿量減少**」「**多尿**」「**下肢痛**」は、八味地黄丸《はちみじおうがん》
- 「**尿量減少**」「**多尿**」とあれば、六味丸《ろくみがん》
- 「**排尿異常**」とあれば、猪苓湯《ちょれいとう》
- 「**尿の濁**《にご》**り**」とあれば、竜胆瀉肝湯《りゅうたんしゃかんとう》

□□□ ★★★ ［Ⅲ］ **女性特有の症状**に用いる漢方は、以下のとおりである。

- 「**唇が乾く**」とあれば、温経湯《うんけいとう》
- 「**皮膚はかさかさ**」とあれば、温清飲《うんせいいん》
- 「**いらだち**」とあれば、加味逍遙散《かみしょうようさん》
- 「**のぼせて足冷え**」とあれば、桂枝茯苓丸《けいしぶくりょうがん》
- 「**やや虚弱で、冷え**」とあれば、五積散《ごしゃくさん》
- 「**頭部の発汗**」とあれば、柴胡桂枝乾姜湯《さいこけいしかんきょうとう》
- 「**色つやの悪い体質**」とあれば、四物湯《しもつとう》
- 「**のぼせて便秘**」とあれば、桃核承気湯《とうかくじょうきとう》
- 「**貧血の傾向**」とあれば、当帰芍薬散《とうきしゃくやくさん》

□□□ ★★★ ［Ⅲ］ **皮膚の症状**に用いる漢方は、以下のとおりである。

- 「**口渇があり、尿量少なく**」は、茵陳蒿湯《いんちんこうとう》
- 「**化膿性皮膚疾患・急性皮膚疾患**」とあれば、十味敗毒湯《じゅうみはいどくとう》
- 「**分泌物が多く**」とあれば、消風散《しょうふうさん》
- 「**分泌物の少ない**」とあれば、当帰飲子《とうきいんし》

□□□ ★★★ ［Ⅲ］ **鼻の症状**に用いる漢方は、以下のとおりである。

- 「**比較的体力があるものの鼻づまり**」とあれば、葛根湯加川芎辛夷《かっこんとうかせんきゅうしんい》
- 小青竜湯【P300】
- 「**手足の裏に脂汗**」とあれば、荊芥連翹湯《けいがいれんぎょうとう》
- 「**濃い鼻汁**」とあれば、辛夷清肺湯《しんいせいはいとう》

□□□ ★☆☆ ［Ⅲ］ **皮膚に塗布**して用いる漢方は、以下のとおりである。

- 「**ひび、あかぎれ**」とあれば、紫雲膏《しうんこう》
- 「**急性化膿性皮膚疾患**」とあれば、中黄膏《ちゅうおうこう》

□□□ ★★☆ ［Ⅲ］ **口内炎**に用いる漢方は、以下のとおりである。

- 茵蔯蒿湯【P303】

□□□ ★★☆ ［Ⅲ］ **滋養強壮**に用いる漢方は、以下のとおりである。

- 「**病後・術後の体力低下**」は、十全大補湯《じゅうぜんたいほとう》
- 「**病後・術後の衰弱**」とあれば、補中益気湯《ほちゅうえっきとう》

□□□ ★★☆ ［Ⅲ］ **ほてり**に用いる漢方は、以下のとおりである。

- 「**落ち着かない**」とあれば、黄連解毒湯《おうれんげどくとう》

□□□ ★★☆ ［Ⅲ］ **肥満症**に用いる漢方は、以下のとおりである。

- 「**汗のかきやすい**」とあれば、防已黄耆湯《ぼういおうぎとう》
- 「**腹部に皮下脂肪**」とあれば、防風通聖散《ぼうふうつうしょうさん》
- 「**常習便秘**」とあれば、大柴胡湯《だいさいことう》

□□□ ★★☆ ［Ⅲ］ **にきび**に用いる漢方は、以下のとおりである。

- 「**赤鼻《あかはな》**」とあれば、清上防風湯《せいじょうぼうふうとう》

---

179 カンゾウを含む漢方一覧

□□□ ★★☆ [Ⅲ] 以下の漢方処方製剤は、構成生薬として**カンゾウ**を含む。**【P34】**

安中散《あんちゅうさん》	小柴胡湯《しょうさいことう》
温経湯《うんけいとう》	小青竜湯《しょうせいりゅうとう》
乙字湯《おつじとう》	消風散《しょうふうさん》
葛根湯《かっこんとう》	十味敗毒湯《じゅうみはいどくとう》
葛根湯加川芎辛夷《かっこんとうかせんきゅうしんい》	神秘湯《しんぴとう》
加味帰脾湯《かみきひとう》	清上防風湯《せいじょうぼうふうとう》
加味逍遙散《かみしょうようさん》	疎経活血湯《そけいかっけつとう》
甘草湯《かんぞうとう》	大黄甘草湯《だいおうかんぞうとう》
桔梗湯《ききょうとう》	釣藤散《ちょうとうさん》
芎帰膠艾湯《きゅうききょうがいとう》	桃核承気湯《とうかくじょうきとう》
響声破笛丸《きょうせいはてきがん》	当帰飲子《とうきいんし》
駆風解毒散《くふうげどくさん》	当帰四逆加呉茱萸生姜湯《とうきしぎゃくかごしゅゆしょうきょうとう》
駆風解毒湯《くふうげどくとう》	人参湯《にんじんとう》
荊芥連翹湯《けいがいれんぎょうとう》	麦門冬湯《ばくもんどうとう》
桂枝加芍薬湯《けいしかしゃくやくとう》	白虎加人参湯《びゃっこかにんじんとう》
桂枝加朮附湯《けいしかじゅつぶとう》	平胃散《へいいさん》
桂枝加竜骨牡蛎湯《けいしかりゅうこつぼれいとう》	防已黄耆湯《ぼういおうぎとう》
桂枝加苓朮附湯《けいしかりょうじゅつぶとう》	防風通聖散《ぼうふうつうしょうさん》
桂枝湯《けいしとう》	補中益気湯《ほちゅうえっきとう》
香蘇散《こうそさん》	麻黄湯《まおうとう》
五虎湯《ごことう》	麻杏甘石湯《まきょうかんせきとう》
五積散《ごしゃくさん》	

・柴胡桂枝乾姜湯《さいこけいしかんきょうとう》	・麻杏薏甘湯《まきょうよくかんとう》
・柴胡桂枝湯《さいこけいしとう》	・薏苡仁湯《よくいにんとう》
・柴朴湯《さいぼくとう》	・抑肝散《よくかんさん》
・酸棗仁湯《さんそうにんとう》	・抑肝散加陳皮半夏《よくかんさんかちんぴはんげ》
・芍薬甘草湯《しゃくやくかんぞうとう》	・六君子湯《りっくんしとう》
・十全大補湯《じゅうぜんたいほとう》	・竜胆瀉肝湯《りゅうたんしゃかんとう》
・小建中湯《しょうけんちゅうとう》	・苓桂朮甘湯《りょうけいじゅつかんとう》

180 マオウを含む漢方一覧

□□□ ★★☆ ［Ⅲ］ 以下の漢方処方製剤は、構成生薬として**マオウ**を含む。【P93】

- 葛根湯《かっこんとう》
- 葛根湯加川芎辛夷《かっこんとうかせんきゅうしんい》
- 五虎湯《ごことう》
- 五積散《ごしゃくさん》
- 小青竜湯《しょうせいりゅうとう》
- 神秘湯《しんぴとう》
- 防風通聖散《ぼうふうつうしょうさん》
- 麻黄湯《まおうとう》
- 麻杏甘石湯《まきょうかんせきとう》
- 麻杏薏甘湯《まきょうよくかんとう》
- 薏苡仁湯《よくいにんとう》

181 ダイオウを含む漢方一覧

□□□ ★★☆ ［Ⅲ］ 以下の漢方処方製剤は、構成生薬として**ダイオウ**を含む。【P65】

- 茵陳蒿湯《いんちんこうとう》
- 乙字湯《おつじとう》
  ※通常はダイオウを含む
- 響声破笛丸《きょうせいはてきがん》
  ※ダイオウを含む場合がある
- 柴胡加竜骨牡蛎湯《さいこかりゅうこつぼれいとう》
- 三黄瀉心湯《さんおうしゃしんとう》
- 大黄甘草湯《だいおうかんぞうとう》
- 大黄牡丹皮湯《だいおうぼたんぴとう》
- 大柴胡湯《だいさいことう》
- 桃核承気湯《とうかくじょうきとう》
- 防風通聖散《ぼうふうつうしょうさん》
- 麻子仁丸《ましにんがん》

・・・ ⑯年齢について整理しよう！ ・・・

・新生児とは、おおよそ生後**4週未満**をいう。	[Ⅰ]
・漢方処方製剤は、適用年齢の下限が設けられていない場合にあっても、生後**3ヶ月未満**には使用できない。	[Ⅲ]
・ディートは、生後**6ヶ月未満**には使用できない。	[Ⅲ]
・乳児とは、おおよそ生後4週以上、**1歳未満**をいう。	[Ⅰ]
・小児のかぜにおいて、**2歳未満**では医師の診断を優先する。	[Ⅲ]
・乗物酔い防止薬において、**3歳未満**向けの製品はない。	[Ⅲ]
・ヒマシ油は、**3歳未満**には使用できない。	[Ⅲ]
・**5歳未満**が使用できる錠剤やカプセル剤の添付文書には、喉につかえやすいので注意するよう記載されている。	[Ⅰ]
・アミノ安息香酸エチルは、**6歳未満**には使用できない。	[Ⅲ]
・幼児とは、おおよそ1歳以上、**7歳未満**をいう。	[Ⅰ]
・インドメタシンを主薬とする外皮用薬において、**11歳未満**向けの製品はない。※含量1%の貼付剤を除く	[Ⅲ]
・コデインリン酸塩水和物、ジヒドロコデインリン酸塩は、**12歳未満**には使用できない。	[Ⅲ]
・毒薬又は劇薬は、**14歳未満**その他安全な取扱いに不安があると認められる者に交付してはならない。	[Ⅳ]
・小児とは、おおよそ7歳以上、**15歳未満**をいう。	[Ⅰ]
・障害児養育年金とは、医薬品の副作用により一定程度の障害の状態にある**18歳未満**の人を養育する人に対して給付されるもの(定額)をいう。	[Ⅴ]
・障害年金とは、医薬品の副作用により一定程度の障害の状態にある**18歳以上**の人の生活補償等を目的として給付されるもの(定額)をいう。	[Ⅴ]

第５節
生薬

試験対策上、生薬の基原に関する記述から、どの生薬であるかを判別できるようになることが不可欠です。

少なくとも、★★★、★★☆ の生薬については、しっかり判別できるようになりましょう。

また、生薬の作用についても、一つでも多く押さえるようにしましょう。

182

塊根《かいこん》の生薬

類似 塊茎

□□□ ★★★ [Ⅲ] カシュウは、タデ科のツルドクダミの**塊根**を基原とする。

□□□ ★★☆ [Ⅲ] ブシは、キンポウゲ科のハナトリカブト又はオクトリカブトの**塊根**を減毒加工して製したものを基原とする。

□□□ ★☆☆ [Ⅲ] エンゴサクは、ケシ科の*Corydalis*《コリダラス》 *turtschaninovii*《トゥルトゥスカニノウィ》 Besser《ベッサー》 forma《フォルマ》 *yanhusuo*《ヤイナーシャオ》 Y.H.Chou《シュ》 et C.C.Hsu《スー》の**塊茎**を、通例、湯通ししたものを基原とする。

□□□ ★☆☆ [Ⅲ] サンキライは、ユリ科の*Smilax*《スマイラックス》 *glabra*《グラブラ》 Roxburgh《ロックスボロー》の**塊茎**を基原とする。

□□□ ★★☆ [Ⅲ] ハンゲは、サトイモ科のカラスビシャクのコルク層を除いた**塊茎**《かいけい》を基原とする。

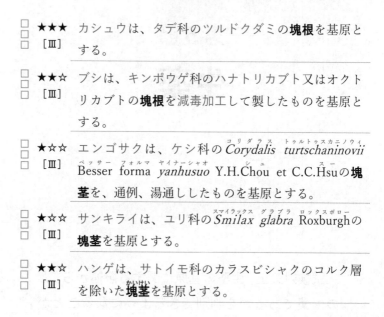

183 果実の生薬

類似	偽果 果穂

□□□ ★☆☆ [Ⅲ] ウイキョウは、セリ科のウイキョウの**果実**を基原とする。

□□□ ★☆☆ [Ⅲ] オリブ油《ゆ》は、モクセイ科の *Olea*《オレア》 *europaea*《ユーロピア》 Linné《リンネ》の**果実**を圧搾《あっさく》して得た脂肪油《しぼうゆ》である。

□□□ ★★☆ [Ⅲ] カイカクは、マメ科のエンジュの成熟**果実**を基原とする。

□□□ ★☆☆ [Ⅲ] キササゲは、ノウゼンカズラ科のキササゲ等の**果実**を基原とする。

□□□ ★☆☆ [Ⅲ] ゴミシは、マツブサ科のチョウセンゴミシの**果実**を基原とする。

□□□ ★☆☆ [Ⅲ] サンザシは、バラ科のサンザシ又はオオミサンザシの**偽果**《ぎか》をそのまま、又は縦切《たてぎり》もしくは横切《よこぎり》したものを基原とする。

□□□ ★★☆ [Ⅲ] サンシシは、アカネ科のクチナシの**果実**で、ときには湯通し又は蒸したものを基原とする。

□□□ ★☆☆ [Ⅲ] サンシュユは、ミズキ科のサンシュユの**偽果**の果肉を基原とする。

□□□ ★★☆ [Ⅲ] タイソウは、クロウメモドキ科のナツメの**果実**を基原とする。

□□□ ★☆☆ [Ⅲ] トウガラシは、ナス科のトウガラシの**果実**を基原とする。

□□□ ★☆☆ [Ⅲ] ナンテンジツは、メギ科のシロミナンテン(シロナンテン)又はナンテンの**果実**を基原とする。

□□□ ★☆☆ [Ⅲ] ホップは、ヨーロッパ南部から西アジアを原産とするアサ科のホップ *Humulus*《フムルス》 *lupulus*《ルプルス》 L.の成熟した球果状の**果穂**《かすい》が薬用部位となる。

□□□ ★☆☆ [Ⅲ] レンギョウは、モクセイ科のレンギョウの**果実**を基原とする。

184 茎の生薬

□□□ ★☆☆ [Ⅲ] チャボトケイソウ(別名：パッシフローラ)は、南米原産のトケイソウ科の植物で、開花期の**茎**及び葉が薬用部位となる。

□□□ ★★☆ [Ⅲ] ボウイは、ツヅラフジ科のオオツヅラフジの蔓性《つるせい》の**茎**及び根茎《こんけい》を、通例、横切《よこぎり》したものを基原とする。

□□□ ★★☆ [Ⅲ] モクツウは、アケビ科のアケビ又はミツバアケビの蔓性の**茎**を、通例、横切《よこぎり》したものを基原とする。

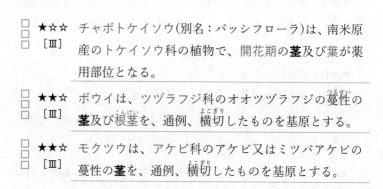

185 根茎《こんけい》の生薬

□□□ ★★☆ [Ⅲ] オウレンは、キンポウゲ科のオウレン、*Coptis*《コプティス》 *chinensis*《キネンシス》 Franchet《フランシェ》、*Coptis*《コプティス》 *deltoidea*《デルトイデア》 C.Y. Cheng《チェン》 et Hsiao《シャオ》又は*Coptis*《コプティス》 *teeta*《テータ》 Wallich《ウォリッチ》の根をほとんど除いた**根茎**を基原とする。

□□□ ★☆☆ [Ⅲ] カノコソウ(別名：キッソウコン)は、オミナエシ科のカノコソウの根及び**根茎**を基原とする。

□□□ ★☆☆ [Ⅲ] ゲンチアナは、リンドウ科の*Gentiana*《ゲンチアナ》 *lutea*《ルテア》 Linné《リンネ》の根及び**根茎**を基原とする。

□□□ ★★☆ [Ⅲ] コウブシは、カヤツリグサ科のハマスゲの**根茎**を基原とする。

□□□ ★☆☆ [Ⅲ] サイシンは、ウマノスズクサ科のケイリンサイシン又はウスバサイシンの根及び**根茎**を基原とする。

□□□ ★☆☆ [Ⅲ] サンヤクは、ヤマノイモ科のヤマノイモ又はナガイモの周皮《しゅうひ》を除いた**根茎**(担根体《たんこんたい》)を基原とする。

□□□ ★☆☆ [Ⅲ] ショウキョウは、ショウガ科のショウガの**根茎**を基原とする。

□□□ ★★☆ [Ⅲ] ショウマは、キンポウゲ科の*Cimicifuga*《シミシフーガ》 *dahurica*《ダフリカ》 Maximowicz《マキシモヴィッチ》、*Cimicifuga*《シミシフーガ》 *heracleifolia*《ヘラクレイフォリア》 Komarov《コマロフ》、*Cimicifuga*《シミシフーガ》 *foetida*《フォエチダ》 Linné《リンネ》又はサラシナショウマの**根茎**を基原とする。

□□□ ★☆☆ [Ⅲ] センキュウは、セリ科のセンキュウの**根茎**を、通例、湯通ししたものを基原とする。

第5節 生薬

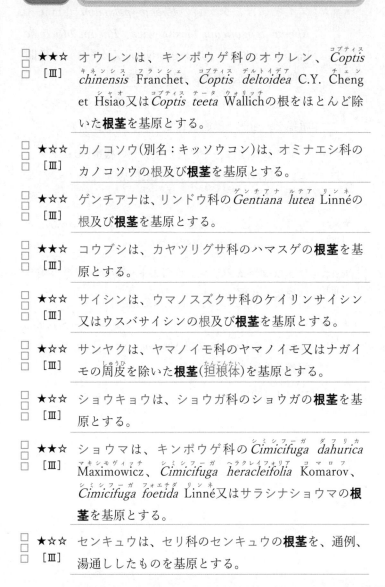

□□□ ★☆☆ ［Ⅲ］ ソウジュツは、キク科のホソバオケラ、シナオケラ又はそれらの種間雑種の**根茎**を基原とする。

□□□ ★★☆ ［Ⅲ］ ダイオウは、タデ科の*Rheum*《ルーム》 *palmatum*《パルマタム》 Linné《リンネ》、*Rheum*《ルーム》 *tanguticum*《テングーティカム》 Maximowicz《マキシモヴィッチ》、*Rheum*《ルーム》 *officinale*《オフィシナル》 Baillon《バイヨン》、*Rheum*《ルーム》 *coreanum*《コーリアナム》 Nakai《ナカイ》又はそれらの種間雑種の、通例、**根茎**を基原とする。

□□□ ★★☆ ［Ⅲ］ チクセツニンジンは、ウコギ科のトチバニンジンの**根茎**を、通例、湯通ししたものを基原とする。

□□□ ★☆☆ ［Ⅲ］ ビャクジュツは、キク科のオケラの**根茎**(和《わ》ビャクジュツ)又はオオバナオケラの**根茎**(唐《から》ビャクジュツ)を基原とする。

□□□ ★★☆ ［Ⅲ］ ボウフウは、セリ科の*Saposhnikovia*《セーボシナカヴィア》 *divaricata*《ディバリカタ》 Schischkin《シーシキン》の根及び**根茎**を基原とする。

□□□ ★☆☆ ［Ⅲ］ リュウタンは、リンドウ科のトウリンドウ等の根及び**根茎**を基原とする。

□□□ ★★☆ ［Ⅲ］ ロートコンは、ナス科のハシリドコロ、*Scopolia*《スコポリア》 *carniolica*《カルニオリカ》 Jacquin《ジャカン》又は*Scopolia*《スコポリア》 *parviflora*《パルビフローラ》 Nakai《ナカイ》の**根茎**及び根を基原とする。

□□□ ボウイ 【P312】

---

186 根皮《こんぴ》の生薬

□□□ ★★☆ [Ⅲ] オンジは、ヒメハギ科のイトヒメハギの根及び**根皮**を基原とする。

□□□ ★★☆ [Ⅲ] ソウハクヒは、クワ科のマグワの**根皮**を基原とする。

□□□ ★☆☆ [Ⅲ] ボタンピは、ボタン科のボタンの**根皮**を基原とする。

… ⑰骨格筋について整理しよう！ …

• **骨格筋**は、随意《ずいい》筋である。	[Ⅱ]
• **骨格筋**は、横縞《よこしま》模様が見えるため、横紋《おうもん》筋とも呼ばれる。	[Ⅱ]
• **骨格筋**は、収縮力が強いが、疲労しやすい。	[Ⅱ]
• **骨格筋**は、体性神経系(運動神経)に支配されている。	[Ⅱ]
• リンパ液の流れは、主に**骨格筋**の収縮によるものであり、流速は血流に比べて緩やかである。	[Ⅱ]
• 関節を動かす**骨格筋**は、関節を構成する骨に、腱《けん》を介してつながっている。	[Ⅱ]
• **骨格筋**の疲労は、酸素や栄養分の供給不足が起こるとともに、グリコーゲンの代謝に伴って生成する乳酸が蓄積して、筋組織の収縮性が低下する現象である。	[Ⅱ]
• アスパラギン酸ナトリウムは、エネルギーの産生効率を高めるとされ、**骨格筋**に溜まった乳酸の分解を促す。	[Ⅲ]

187 種子の生薬

□□□ ★★☆ [Ⅲ] キョウニンは、バラ科のホンアンズ、アンズ等の**種子**を基原とする。

□□□ ★☆☆ [Ⅲ] ケツメイシは、マメ科のエビスグサ又は*Cassia tora*《カッシア トーラ》 Linné《リンネ》の**種子**を基原とする。

□□□ ★★☆ [Ⅲ] ケンゴシは、ヒルガオ科のアサガオの**種子**を基原とする。

□□□ ★★☆ [Ⅲ] サンソウニンは、クロウメモドキ科のサネブトナツメの**種子**を基原とする。

□□□ ★☆☆ [Ⅲ] シャゼンシは、オオバコ科のオオバコの**種子**を基原とする。

□□□ ★☆☆ [Ⅲ] セイヨウトチノミは、トチノキ科のセイヨウトチノキ(マロニエ)の**種子**を基原とする。

□□□ ★☆☆ [Ⅲ] ヒマシ油《ゆ》は、トウダイグサ科のトウゴマの**種子**(ヒマシ)を圧搾《あっさく》して得られた脂肪油《しぼうゆ》である。

□□□ ★☆☆ [Ⅲ] プランタゴ・オバタは、オオバコ科のプランタゴ・オバタの**種子**又は種皮を基原とする。

□□□ ★★★ [Ⅲ] ヨクイニンは、イネ科のハトムギの種皮を除いた**種子**を基原とする。

188 樹脂の生薬

□□□ ★☆☆ [Ⅲ] ジンコウは、ジンチョウゲ科のジンコウ、その他同属植物の材、特にその辺材の材質中に黒色の**樹脂**が沈着した部分を採取したものを基原とする。

□□□ ★☆☆ [Ⅲ] ミルラは、カンラン科のミルラノキ等の植物の皮部の傷口から流出して凝固した**樹脂**を基原とする。

… ⑱平滑筋について整理しよう！ …

・**平滑筋**は、不随意《ふずいい》筋である。	[Ⅱ]
・**平滑筋**には、筋線維に骨格筋のような横縞模様がない。	[Ⅱ]
・**平滑筋**は、比較的弱い力で持続的に収縮する。	[Ⅱ]
・**平滑筋**は、自律神経系に支配されている。	[Ⅱ]
・胃に内容物が送られてくると、その刺激に反応して胃壁の**平滑筋**が弛緩し、容積が拡がる(胃適応性弛緩)。	[Ⅱ]
・ジプロフィリンは、自律神経系を介さずに気管支の**平滑筋**に直接作用して弛緩させ、気管支を拡張させる。	[Ⅲ]
・トリメブチンマレイン酸塩は、消化管の**平滑筋**に直接作用して、消化管の運動を調整する。	[Ⅲ]
・パパベリン塩酸塩は、消化管の**平滑筋**に直接働いて胃腸の痙攣《けいれん》を鎮める。	[Ⅲ]
・局所麻酔成分は、胃腸鎮痛鎮痙薬では、消化管の粘膜及び**平滑筋**への麻酔作用により鎮痛鎮痙効果をもたらす。	[Ⅲ]

第5節 生薬

189 樹皮の生薬

類似 幹皮

□□□ ★☆☆ [Ⅲ] アカメガシワは、トウダイグサ科のアカメガシワの**樹皮**を基原とする。

□□□ ★★☆ [Ⅲ] オウバクは、ミカン科のキハダ又は*Phellodendron*《フェロデンドロン》 *chinense*《キネンセ》 Schneider《シュナイダー》の周皮《しゅうひ》を除いた**樹皮**を基原とする。

□□□ ★★☆ [Ⅲ] オウヒは、バラ科のヤマザクラ又はカスミザクラの**樹皮**を基原とする。

□□□ ★★☆ [Ⅲ] ケイヒは、クスノキ科の*Cinnamomum*《シンナモムム》 *cassia*《カッシア》 J. Presl《プレスル》の**樹皮**又は周皮の一部を除いた**樹皮**を基原とする。

□□□ ★☆☆ [Ⅲ] コウボクは、モクレン科のホオノキ、*Magnolia*《マグノリア》 *officinalis*《オフィシナリス》 Rehder《レーダー》 et Wilson《ウィルソン》 又は *Magnolia*《マグノリア》 *officinalis*《オフィシナリス》 Rehder《レーダー》 et Wilson《ウィルソン》 var. *biloba*《バイローバ》 Rehder《レーダー》 et Wilson《ウィルソン》の**樹皮**を基原とする。

□□□ ★☆☆ モクキンピは、アオイ科のムクゲの**幹皮**《かんぴ》を基原とする。

---

190 全草《ぜんそう》の生薬

類似 全藻

□□□ ★★☆ [Ⅲ] シャゼンソウは、オオバコ科のオオバコの花期の**全草**を基原とする。

□□□ ★☆☆ [Ⅲ] センブリは、リンドウ科のセンブリの開花期の**全草**を基原とする。

□□□ ★☆☆ [Ⅲ] マクリは、フジマツモ科のマクリの**全藻**《ぜんそう》を基原とする。

… ⑲心筋について整理しよう！ …

・**心筋**は、不随意筋である。	[Ⅱ]
・**心筋**には、筋線維に骨格筋のような横縞模様がある。	[Ⅱ]
・**心筋**は、強い収縮力と持久力を兼ね備えている。	[Ⅱ]
・**心筋**は、自律神経系に支配されている。	[Ⅱ]
・カフェインには、**心筋**を興奮させる作用があり、動悸《どうき》を生じることがある。	[Ⅲ]
・強心成分は、**心筋**に直接刺激を与えて収縮力を高める。	[Ⅲ]
・ユビデカレノンは、**心筋**の酸素利用効率を高めて収縮力を高めることにより血液循環を改善する。	[Ⅲ]
・ブシは、**心筋**の収縮力を高めることにより血液循環を改善し、利尿作用を示すほか、鎮痛作用を示す。	[Ⅲ]

191 地上部の生薬

類似 地上茎

□□□ ★★☆ ［Ⅲ］ インヨウカクは、メギ科のキバナイカリソウ、イカリソウ、*Epimedium*《エピメディウム》 *brevicornum*《ブレビコルヌム》 Maximowicz《マキシモヴィッチ》、*Epimedium*《エピメディウム》 *wushanense*《ウシャネンセ》 T. S. Ying《イン》、ホザキイカリソウ又はトキワイカリソウの**地上部**を基原とする。

□□□ ★☆☆ ［Ⅲ］ ゲンノショウコは、フウロソウ科のゲンノショウコの**地上部**を基原とする。

□□□ ★★☆ ［Ⅲ］ ジュウヤクは、ドクダミ科のドクダミの花期の**地上部**を基原とする。

□□□ ★☆☆ ［Ⅲ］ ハッカは、シソ科のハッカの**地上部**を基原とする。

□□□ ★☆☆ ［Ⅲ］ マオウは、マオウ科の*Ephedra*《エフェドラ》 *sinica*《シニカ》 Stapf《シュタップ》、*Ephedra*《エフェドラ》 *intermedia*《インターミディア》 Schrenk《シュレンク》 et C.A. Meyer《マイヤー》 又は *Ephedra*《エフェドラ》 *equisetina*《エクイセチナ》 Bunge《ブンゲ》の**地上茎**《ちじょうけい》を基原とする。

---

192 蕾《つぼみ》の生薬

□□□ ★★☆ [Ⅲ] カイカは、マメ科のエンジュの**蕾**を基原とする。

□□□ ★★☆ [Ⅲ] シンイは、モクレン科の*Magnolia*《マグノリア》 *biondii*《ビオンディ》 Pampanini《パンパニーニ》、ハクモクレン、*Magnolia*《マグノリア》 *sprengeri*《スプレンゲリ》 Pampanini《パンパニーニ》、タムシバ又はコブシの**蕾**を基原とする。

□□□ ★☆☆ [Ⅲ] チョウジは、フトモモ科のチョウジの**蕾**を基原とする。

… ⑳括約筋《かつやくきん》について整理しよう！ …

・食道の上端と下端には**括約筋**があり、胃の内容物の逆流を防いでいる。	[Ⅱ]
・乳児では、食道と胃を隔てている括約筋が未発達であるため、胃食道逆流に起因するむずがり、夜泣き、乳吐き等を起こすことがある。	[Ⅲ]
・肛門《こうもん》の**括約筋**によって、排便を意識的に調節することができる。	[Ⅱ]
・肛門の**括約筋**によって外部からの細菌の侵入を防いでおり、また、血流量も豊富なため、肛門部に細菌による感染症を生じることはあまりない。	[Ⅲ]
・膀胱《ぼうこう》の**括約筋**が緩むと、同時に膀胱壁の排尿筋が収縮し、尿が尿道へと押し出される。	[Ⅱ]

193 動物・菌類の生薬

□□□ ★★★ [Ⅲ] ゴオウは、ウシ科の**ウシ**の胆嚢《たんのう》中に生じた結石《けっせき》を基原とする。

□□□ ★☆☆ [Ⅲ] ゴバイシは、ウルシ科のヌルデの若芽《わかめ》や葉上《ようじょう》にアブラムシ科の**ヌルデシロアブラムシ**が寄生し、その刺激によって葉上に生成した嚢状《のうじょう》虫こぶを基原とする。

□□□ ★★★ [Ⅲ] ジャコウは、シカ科の**ジャコウジカ**の雄の麝香腺《じゃこうせん》分泌物を基原とする。

□□□ ★★☆ [Ⅲ] ジリュウは、**フトミミズ**科の*Pheretima*《フェレティマ》 *aspergillum*《アスペルギルム》 Perrier《ペリエール》又はその近縁動物の内部を除いたものを基原とする。

□□□ ★☆☆ [Ⅲ] シンジュは、ウグイスガイ科の**アコヤガイ**、シンジュガイ又はクロチョウガイ等の外套膜《がいとうまく》組成中に病的に形成された顆粒状物質を基原とする。

□□□ ★★★ [Ⅲ] センソは、ヒキガエル科の**アジアヒキガエル**等の耳《じ》腺《せん》の分泌物を集めたものを基原とする。

□□□ ★☆☆ [Ⅲ] 動物胆《どうぶつたん》は、**ウシ**等の胆汁を乾燥したものを基原とする。

□□□ ★☆☆ [Ⅲ] ハンピは、**ニホンマムシ**等の皮及び内臓を取り除いたものを基原とする。

□□□ ★★★ [Ⅲ] ブクリョウは、**サルノコシカケ**科のマツホドの菌核《きんかく》で、通例、外層《がいそう》をほとんど除いたものを基原とする。

□□□ ★☆☆ [Ⅲ] ボレイは、イタボガキ科の**カキ**の貝殻を基原とする。

□□□ ★★☆ [Ⅲ] ユウタンは、**クマ**科の*Ursus*《アルサス》 *arctos*《アルクトス》 Linné《リンネ》その他近縁動物の胆汁を乾燥したものを基原とする。

□□□ ★★☆ [Ⅲ] レイヨウカクは、ウシ科の**サイカレイヨウ**(高鼻《こうび》レイヨウ)等の角を基原とする。

□□□ ★★★ [Ⅲ] ロクジョウは、シカ科の*Cervus*《セルブス》 *nippon*《ニッポン》 Temminck《テミンク》、*Cervus*《セルブス》 *elaphus*《エラフス》 Linné《リンネ》、*Cervus*《セルブス》 *canadensis*《カナデンシス》 Erxleben《エルクスレーベン》又はその他同属動物の**雄鹿**《おじか》の角化《かくか》していない幼角《ようかく》を基原とする。

194 根の生薬

□□□ ★★☆ [Ⅲ] オウギは、マメ科のキバナオウギ又は*Astragalus*《アストラガルス》 *mongholicus*《モンホーリカス》 Bunge《ブンゲ》の**根**を基原とする。

□□□ ★★☆ [Ⅲ] オウゴンは、シソ科のコガネバナの周皮《しゅうひ》を除いた**根**を基原とする。

□□□ ★★★ [Ⅲ] カッコンは、マメ科のクズの周皮を除いた**根**を基原とする。

□□□ ★★☆ [Ⅲ] カンゾウは、マメ科の*Glycyrrhiza*《グリキルリザ》 *uralensis*《ウラレンシス》 Fischer《フィッシャー》又は*Glycyrrhiza*《グリキルリザ》 *glabra*《グラブラ》 Linné《リンネ》の**根**及びストロンで、ときには周皮を除いたもの(皮去《かわさ》りカンゾウ)を基原とする。

□□□ ★☆☆ [Ⅲ] キキョウは、キキョウ科のキキョウの**根**を基原とする。

□□□ ★☆☆ [Ⅲ] サイコは、セリ科のミシマサイコの**根**を基原とする。

□□□ ★☆☆ [Ⅲ] ジオウは、ゴマノハグサ科のアカヤジオウ等の**根**又はそれを蒸したものを基原とする。

□□□ ★★☆ [Ⅲ] シコンは、ムラサキ科のムラサキの**根**を基原とする。

□□□ ★☆☆ [Ⅲ] シャクヤクは、ボタン科のシャクヤクの**根**を基原とする。

□□□ ★★☆ [Ⅲ] セネガは、ヒメハギ科のセネガ又はヒロハセネガの**根**を基原とする。

□□□ ★☆☆ [Ⅲ] トウキは、セリ科のトウキ又はホッカイトウキの**根**を、通例、湯通ししたものを基原とする。

□□□ ★★☆ [Ⅲ] ニンジン(別名：高麗人参《こうらいにんじん》、朝鮮人参)は、ウコギ科のオタネニンジンの細根を除いた**根**又はこれを軽く湯通ししたものを基原とする。

□□□ ★★☆ [Ⅲ] バクモンドウは、ユリ科のジャノヒゲの**根**の膨大部《ぼうだいぶ》を基原とする。

□□□ ★☆☆ [Ⅲ] ラタニアは、クラメリア科のクラメリア・トリアンドラ及びその同属植物の**根**を基原とする。

□□□ オンジ【P315】 カノコソウ【P313】 ゲンチアナ【P313】 サイシン【P313】 ボウフウ【P314】 リュウタン【P314】 ロートコン【P314】

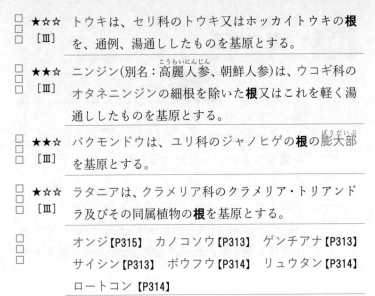

195 葉の生薬

類似 小葉

□□□ ★☆☆ ［Ⅲ］
アセンヤクは、アカネ科の*Uncaria*《ウンカリア》 *gambir*《ガンビール》 Roxburgh《ロックスボロー》の**葉**及び若枝《わかえ》から得た水製乾燥エキスを基原とする。

□□□ ★☆☆ ［Ⅲ］
アロエは、ユリ科の*Aloe*《アロエ》 *ferox*《フェロックス》 Miller《ミラー》又はこれと*Aloe*《アロエ》 *africana*《アフリカーナ》 Miller《ミラー》又は*Aloe*《アロエ》 *spicata*《スピカータ》 Baker《ベイカー》との種間雑種の**葉**から得た液汁を乾燥したものを基原とする。

□□□ ★★★ ［Ⅲ］
ウワウルシは、ツツジ科のクマコケモモの**葉**を基原とする。

□□□ ★★☆ ［Ⅲ］
センナは、マメ科の*Cassia*《カッシア》 *angustifolia*《アングスティフォリア》 Vahl《ヴァール》又は*Cassia*《カッシア》 *acutifolia*《アキュティフォリア》 Delile《ドリル》の**小葉**《しょうよう》を基原とする。

□□□ ★☆☆ ［Ⅲ］
ユーカリは、フトモモ科のユーカリノキ又はその近縁植物の**葉**を基原とする。

□□□
チャボトケイソウ 【P312】

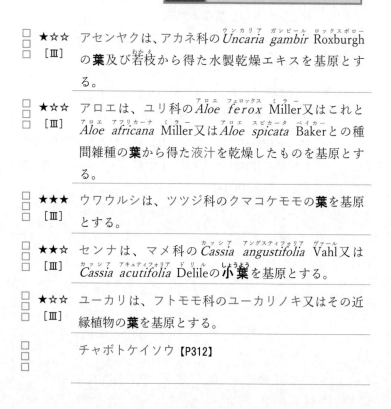

196 花穂《かすい》の生薬

関連	頭花 管状花 柱頭

□□□ ★★☆ [Ⅲ] カゴソウは、シソ科のウツボグサの**花穂**を基原とする。

□□□ ★☆☆ [Ⅲ] カミツレは、キク科のカミツレの**頭花《とうか》**を基原とする。

□□□ ★☆☆ [Ⅲ] ケイガイは、シソ科のケイガイの**花穂**を基原とする。

□□□ ★★☆ [Ⅲ] コウカは、キク科のベニバナの**管状花《かんじょうか》**をそのまま又は黄色《おうしょく》色素の大部分を除いたもので、ときに圧搾《あっさく》して板状としたものを基原とする。

□□□ ★★☆ [Ⅲ] サフランは、アヤメ科のサフランの**柱頭《ちゅうとう》**を基原とする。

197 鱗茎《りんけい》・とげ・果皮《かひ》の生薬

□□□ ★★☆ [Ⅲ] セキサンは、ヒガンバナ科のヒガンバナの**鱗茎**を基原とする。

□□□ ★★☆ [Ⅲ] チョウトウコウは、アカネ科のカギカズラ、*Uncaria*《ウンカリア》 *sinensis*《シネンシス》 Haviland《ハヴィランド》又は*Uncaria*《ウンカリア》 *macrophylla*《マクロフィラ》 Wallich《ウォーリッチ》の通例《つうれい》**とげ**を基原とする。

□□□ ★☆☆ [Ⅲ] チンピは、ミカン科のウンシュウミカンの成熟した**果皮**を基原とする。

… ㉑膀胱炎様症状について整理しよう！ …

• **膀胱炎様症状**では、尿の回数増加(頻尿《ひんにょう》)、排尿時の疼痛《とうつう》、残尿感等が現れる。	[Ⅱ]
• 柴胡桂枝湯《さいこけいしとう》、柴朴湯《さいぼくとう》、小柴胡湯《しょうさいことう》は、**膀胱炎様症状**を生じることがある。	[Ⅲ]

198 強心作用の生薬

□□□ ★★★［Ⅲ］ ゴオウは、**強心作用**のほか、末梢血管の拡張による血圧降下作用、緊張・興奮を鎮める(鎮静作用)、血液循環を促す作用、解熱作用が期待できる。

□□□ ★★★［Ⅲ］ ジャコウは、**強心作用**のほか、呼吸中枢を刺激して呼吸機能を高める、意識をはっきりさせる、緊張・興奮を鎮める(鎮静作用)、血液循環を促す作用が期待できる。

□□□ ★★★［Ⅲ］ センソは、微量で強い**強心作用**があり、皮膚や粘膜に触れると局所麻酔作用を示す。

- センソが配合された丸薬、錠剤等の内服固形製剤は、噛まずに服用する。

  〈理由〉口中で噛み砕くと舌等が麻痺することがあるため
- 1日用量中センソ5 mgを超えて含有する医薬品は劇薬に指定されている。

  〈理由〉 有効域が比較的狭い成分であるため
- 一般用医薬品では、1日用量が5 mg以下となるよう用法・用量が定められている。
- 通常用量においても、悪心(吐きけ)、嘔吐を生じることがある。

□□□ ★★★［Ⅲ］ ロクジョウは、**強心作用**のほか、強壮作用、血行促進作用が期待できる。

199 強壮作用の生薬

類似 滋養強壮

□□□ ★★☆ [Ⅲ] インヨウカクは、**強壮作用**、血行促進作用、強精作用(性機能の亢進)が期待できる。

□□□ ★★☆ [Ⅲ] オウギは、**強壮作用**が期待できる。

□□□ ★★★ [Ⅲ] カシュウは、頭皮における脂質代謝を高めて余分な皮脂を取り除く作用、**強壮作用**が期待できる。

□□□ ★☆☆ [Ⅲ] ゴミシは、鎮咳作用、**強壮作用**が期待できる。

□□□ ★★☆ [Ⅲ] サンシュユは、**強壮作用**が期待できる。

□□□ ★☆☆ [Ⅲ] サンヤクは、**強壮作用**が期待できる。

□□□ ★★☆ [Ⅲ] ジオウは、血行を改善し、血色不良や冷えの症状を緩和するほか、**強壮作用**、鎮静作用、鎮痛作用が期待できる。

□□□ ★☆☆ [Ⅲ] ジンコウは、鎮静作用、健胃作用、**強壮作用**が期待できる。

□□□ ★★☆ [Ⅲ] センキュウは、血行を改善し、血色不良や冷えの症状を緩和するほか、**強壮作用**、鎮静作用、鎮痛作用が期待できる。

□□□ ★☆☆ [Ⅲ] タイソウは、**強壮作用**が期待できる。

□□□ ★★☆ [Ⅲ] チクセツニンジンは、血行促進作用、抗炎症作用、**強壮作用**が期待できる。

□□□ ★☆☆ [Ⅲ] トウキは、血行を改善し、血色不良や冷えの症状を緩和するほか、**強壮作用**、鎮静作用、鎮痛作用が期待できる。

□□□ ★★☆ [Ⅲ] ニンジンは、神経系の興奮や副腎皮質の機能亢進等の作用により、外界からのストレス刺激に対する抵抗力や新陳代謝を高めるとされ、**強壮(滋養強壮)作用**が期待できる。

□□□ ★★☆ [Ⅲ] バクモンドウは、鎮咳作用、去痰作用、**滋養強壮作用**が期待できる。

□□□ ★☆☆ [Ⅲ] ハンピは、**強壮作用**、血行促進作用、強精作用(性機能の亢進)が期待できる。

□□□ ロクジョウ**【P329】**

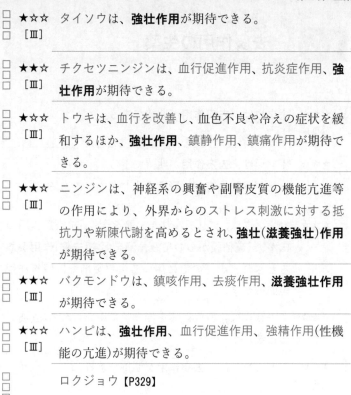

200 去痰《きょたん》作用の生薬

□□□ ★★☆ [Ⅲ] オウヒは、**去痰作用**が期待できる。

□□□ ★★☆ [Ⅲ] オンジは、**去痰作用**が期待できる。

◂糖尿病の検査値に影響を生じることがある。

□□□ ★★★ [Ⅲ] カンゾウは、グリチルリチン酸を含み、抗炎症作用のほか、気道粘膜からの粘液分泌を促す(**去痰**)**作用**があるとされ、小児の疳に用いる生薬製剤では健胃作用が期待できる。

□□□ ★★☆ [Ⅲ] キキョウは、痰又は痰を伴う咳に用いられる(**去痰**又は鎮咳)。

□□□ ★☆☆ [Ⅲ] シャゼンシは、**去痰作用**が期待できる。

□□□ ★★★ [Ⅲ] シャゼンソウは、**去痰作用**があるとされ、日本薬局方収載のものは煎薬《せんやく》として咳に対して用いられる(鎮咳)。

□□□ ★★☆ [Ⅲ] セキサンは、**去痰作用**が期待できる。

□□□ ★★★ [Ⅲ] セネガは、**去痰作用**が期待できる。

◂糖尿病の検査値に影響を生じることがある。

□□□ バクモンドウ【P331】

201 血行促進作用の生薬

類似	血行改善 血液循環の改善

□□□ ★☆☆ [Ⅲ] アルニカは、抗炎症作用、**血行促進作用**が期待できる。

□□□ ★★★ [Ⅲ] オウバクは、タンニン酸やベルベリンを含み、腸粘膜の収斂《しゅうれん》による止瀉作用や抗菌作用のほか、苦味による健胃作用、抗炎症作用、**血行促進作用**が期待できる。

□□□ ★★☆ [Ⅲ] コウカは、末梢の**血行を促し**、うっ血を除く作用が期待できる。

□□□ ★★☆ [Ⅲ] サンシシは、抗炎症作用、**血行促進作用**が期待できる。

□□□ ★☆☆ [Ⅲ] セイヨウトチノミは、抗炎症作用、**血行促進作用**が期待できる。

□□□ ★☆☆ [Ⅲ] トウガラシは、皮膚に温感刺激を与え、末梢血管を拡張させて患部の**血行を促す**効果が期待できる。

□□□ ★★★ [Ⅲ] ブシは、心筋の収縮力を高めて**血液循環を改善**し、血液循環が高まることによる利尿作用のほか、鎮痛作用を示す。

□□□ インヨウカク【P330】　ゴオウ【P329】　ジオウ【P330】
ジャコウ【P329】　センキュウ【P330】
チクセツニンジン【P331】　トウキ【P331】
ハンピ【P331】　ロクジョウ【P329】

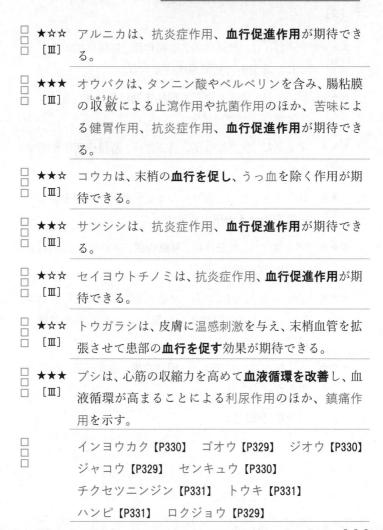

202 解熱作用の生薬

□□□ ★★★ [Ⅲ] カッコンは、**解熱作用**、鎮痙作用が期待できる。

□□□ ★★☆ [Ⅲ] ケイガイは、発汗作用、**解熱作用**、鎮痛作用があるとされ、鼻閉《びへい》への効果が期待できる。

□□□ ★★☆ [Ⅲ] ケイヒは、発汗を促して**解熱を助ける作用**、香りによる健胃作用が期待できる。

□□□ ★★★ [Ⅲ] サイコは、抗炎症作用、鎮痛作用、**解熱作用**が期待できる。

□□□ ★★☆ [Ⅲ] ショウキョウは、香りによる健胃作用、発汗を促して**解熱を助ける作用**が期待できる。

□□□ ★★☆ [Ⅲ] ショウマは、発汗作用、**解熱作用**、解毒作用、消炎(抗炎症)作用が期待できる。

□□□ ★★★ [Ⅲ] ジリュウは、古くから「熱さまし」として用いられており、エキスを製剤化した製品は、「感冒《かんぼう》時の**解熱**」が効能・効果となっている。

□□□ ★★☆ [Ⅲ] ボウフウは、発汗作用、**解熱作用**、鎮痛作用、鎮痙作用が期待できる。

□□□ ゴオウ【P329】

203 健胃作用の生薬

□□□ ★☆☆ [Ⅲ] ウイキョウは、香りによる**健胃作用**が期待できる。

□□□ ★☆☆ [Ⅲ] オウゴンは、香りによる**健胃作用**、抗炎症作用が期待できる。

□□□ ★★☆ [Ⅲ] オウレンは、タンニン酸やベルベリンを含み、腸粘膜の収斂による止瀉作用や抗菌作用のほか、苦味による**健胃作用**、抗炎症作用が期待できる。

□□□ ★☆☆ [Ⅲ] コウボクは、香りによる**健胃作用**が期待できる。

□□□ ★☆☆ [Ⅲ] ゲンチアナは、苦味による**健胃作用**が期待できる。

□□□ ★★☆ [Ⅲ] サンザシは、**健胃作用**、消化促進作用が期待できる。

□□□ ★★★ [Ⅲ] センブリは、苦味による**健胃作用**があるとされ、日本薬局方収載のセンブリ末《まつ》は健胃薬のほか止瀉薬としても用いられる。

□□□ ★☆☆ [Ⅲ] ソウジュツは、香りによる**健胃作用**が期待できる。

□□□ ★☆☆ [Ⅲ] チョウジは、香りによる**健胃作用**が期待できる。

□□□ ★☆☆ [Ⅲ] チンピは、香りによる**健胃作用**が期待できる。

□□□ ★☆☆ [Ⅲ] 動物胆《どうぶつたん》は、苦味による**健胃作用**があるとされ、また、胆汁の分泌を促す(利胆)作用による消化を助ける効果が期待できる。

□□□ ★☆☆ [Ⅲ] ビャクジュツは、香りによる**健胃作用**が期待できる。

□□□ ★★★ [Ⅲ] ブクリョウは、利尿作用、**健胃作用**、鎮静作用が期待できる。

□□□ ★★☆ [Ⅲ] リュウタンは、苦味による**健胃作用**が期待できる。

□□□ ★★☆ [Ⅲ] ユウタンは、苦味による**健胃作用**があるとされ、また、胆汁の分泌を促す(利胆)作用による消化を助ける効果が期待できる。

□□□ オウバク【P333】　カンゾウ【P332】　ケイヒ【P334】
ショウキョウ【P334】　ジンコウ【P330】

204 抗炎症作用の生薬

□□□ ★☆☆ [Ⅲ] カミツレは、アズレンを含み、**抗炎症作用**のほか、抗菌作用、発汗作用が期待できる。

□□□ ★★☆ [Ⅲ] シコンは、新陳代謝促進作用、組織修復促進作用、抗菌・殺菌作用、**抗炎症作用**が期待できる。

□□□ ★★★ [Ⅲ] ヒノキチオールは、抗菌・殺菌消毒作用、**抗炎症作用**が期待できる。

□□□ ★★☆ [Ⅲ] ラタニアは、咽頭粘膜をひきしめる(収斂)作用により炎症の寛解を促す(**抗炎症**)効果を期待して用いられる。

□□□ アルニカ **【P333】** オウゴン **【P335】** オウバク **【P333】** オウレン **【P335】** カンゾウ **【P332】** サイコ **【P334】** サンシシ **【P333】** ショウマ **【P334】** セイヨウトチノミ **【P333】** チクセツニンジン **【P331】**

---

205 抗菌作用の生薬

□□□ ★★★ [Ⅲ] ウワウルシは、利尿作用のほかに、経口的に摂取した後、尿中に排出される分解代謝物が**抗菌作用**を示し、尿路《にょうろ》の殺菌消毒効果が期待できる。

□□□ ★☆☆ [Ⅲ] ミルラは、咽頭粘膜の収斂のほか、**抗菌作用**が期待できる。

□□□ ★★☆ [Ⅲ] レンギョウは、鎮痛作用、**抗菌作用**が期待できる。

□□□ オウバク【P333】　オウレン【P335】　カミツレ【P337】
シコン【P337】　ヒノキチオール【P337】

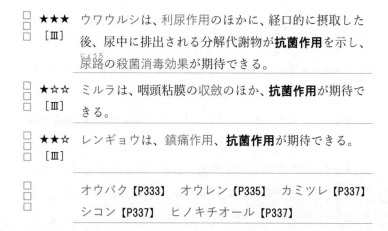

206 止瀉《ししゃ》作用の生薬

□□□ ★☆☆ [Ⅲ] カオリンは、腸管内の異常発酵等によって生じた有害物質を吸着させることによる**止瀉作用**が期待できる。

□□□ ★☆☆ [Ⅲ] ゴバイシは、タンニン酸を含み、腸粘膜の収斂による**止瀉作用**が期待できる。

□□□ ★☆☆ [Ⅲ] 薬用炭は、腸管内の異常発酵等によって生じた有害物質を吸着させることによる**止瀉作用**が期待できる。

□□□ オウバク【P333】 オウレン【P335】 センブリ【P335】

---

207 瀉下《しゃげ》作用の生薬

□□□ ★☆☆ [Ⅲ] アロエは、センノシドに類似の物質を含み、大腸刺激による**瀉下作用**が期待できる。

□□□ ★★☆ [Ⅲ] ケンゴシは、大腸刺激による**瀉下作用**が期待できる。

□□□ ★★☆ [Ⅲ] ジュウヤクは、大腸刺激による**瀉下作用**が期待できる。

□□□ ★★★ [Ⅲ] センナは、センノシドを含み、大腸刺激による**瀉下作用**を示す。

□□□ ★★★ [Ⅲ] ダイオウは、センノシドを含み、大腸刺激による**瀉下作用**を示す。

□□□ ★☆☆ [Ⅲ] プランタゴ・オバタは、腸管内で水分を吸収して腸内容物に浸透し、糞便のかさを増やすとともに糞便を柔らかくすることによる**瀉下作用**が期待できる。

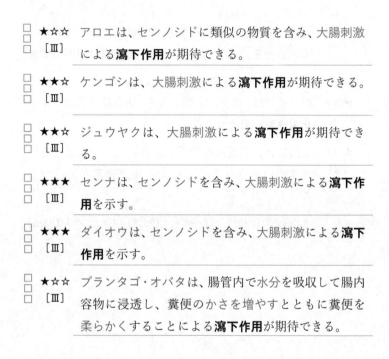

208 整腸作用の生薬

□□□ ★☆☆ ［Ⅲ］ アセンヤクは、**整腸作用**が期待できる。

□□□ ★☆☆ ［Ⅲ］ ケツメイシは、**整腸作用**が期待できる。

□□□ ★☆☆ ［Ⅲ］ ゲンノショウコは、**整腸作用**が期待できる。

… ㉒血小板減少について整理しよう！ …

• **血小板減少**の症状には、鼻血、歯ぐきからの出血、手足の青あざ(紫斑《しはん》)、内出血、月経過多等がある。	［Ⅱ］
• メキタジンは、**血小板減少**を生じることがある。	［Ⅲ］
• ヘパリン類似物質、ポリエチレンスルホン酸ナトリウムは、血液凝固を抑える働きがあるため、出血しやすい人、出血が止まりにくい人、**血小板減少症**等の出血性血液疾患の診断を受けた人では、使用を避ける。	［Ⅲ］

209 鎮咳《ちんがい》作用の生薬

□□□ ★★☆ [Ⅲ] キョウニンは、体内で分解されて生じた代謝物の一部による、延髄の呼吸中枢、咳嗽《がいそう》中枢の鎮静(**鎮咳**)**作用**が期待できる。

□□□ ★★☆ [Ⅲ] サイシンは、鎮痛作用、**鎮咳作用**、利尿作用があるとされ、鼻閉《びへい》への効果が期待できる。

□□□ ★☆☆ [Ⅲ] ナンテンジツは、知覚神経・末梢運動神経に作用して咳止め(**鎮咳**)の効果が期待できる。

□□□ ★★☆ [Ⅲ] ハンゲは、中枢性の**鎮咳作用**を示す。

□□□ ★★★ [Ⅲ] マオウは、エフェドリンを含み、気管支拡張作用(による**鎮咳**)ほか、発汗促進作用、利尿作用が期待できる。

□□□ キキョウ【P332】 ゴミシ【P330】 シャゼンソウ【P332】 バクモンドウ【P331】

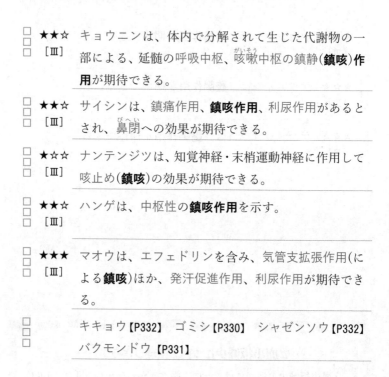

210 鎮静作用の生薬

□□□ ★☆☆ [Ⅲ] カノコソウは、神経の興奮・緊張緩和(**鎮静**)**作用**が期待できる。

□□□ ★★☆ [Ⅲ] コウブシは、**鎮静作用**、鎮痛作用、女性の滞っている月経を促す作用が期待できる。

□□□ ★★☆ [Ⅲ] サフランは、**鎮静作用**、鎮痛作用、女性の滞っている月経を促す作用があるとされ、日本薬局方収載のサフランを煎《せん》じて服用する製品は冷え症及び血色不良に用いられる。

□□□ ★★☆ [Ⅲ] サンソウニンは、神経の興奮・緊張緩和(**鎮静**)**作用**が期待できる。

□□□ ★★☆ [Ⅲ] シャクヤクは、鎮痛鎮痙作用、**鎮静作用**があるとされ、内臓の痛みにも用いられる。

□□□ ★☆☆ [Ⅲ] シンイは、**鎮静作用**、鎮痛作用が期待できる。

□□□ ★★☆ [Ⅲ] シンジュは、**鎮静作用**が期待できる。

□□□ ★☆☆ [Ⅲ] チャボトケイソウは、神経の興奮・緊張緩和(**鎮静**)**作用**が期待できる。

□□□ ★★☆ [Ⅲ] チョウトウコウは、神経の興奮・緊張緩和(**鎮静**)**作用**が期待できる。

□□□ ★☆☆ [Ⅲ] ボタンピは、鎮痛鎮痙作用、**鎮静作用**があるとされ、内臓の痛みにも用いられる。

□□□ ★☆☆ ［Ⅲ］ ホップは、神経の興奮・緊張緩和(**鎮静**)**作用**が期待できる。

□□□ ★★☆ ［Ⅲ］ レイヨウカクは、緊張・興奮を鎮める(**鎮静**)**作用**が期待できる。

□□□

ゴオウ【P329】　ジオウ【P330】　センキュウ【P330】
トウキ【P331】　ジャコウ【P329】　ジンコウ【P330】
ブクリョウ【P336】

---

211 鎮痛・鎮痛鎮痙《ちんつうちんけい》・鎮痙作用の生薬

□□□ ★☆☆ ［Ⅲ］ エンゴサクは、**鎮痛鎮痙作用**が期待できる。

□□□

〔鎮痛〕
ケイガイ【P334】　コウブシ【P343】　サイコ【P334】
サイシン【P342】　サフラン【P343】　ジオウ【P330】
シンイ【P343】　センキュウ【P330】　トウキ【P331】
ブシ【P333】　ボウイ【P345】　ボウフウ【P334】
レンギョウ【P338】

□□□

〔鎮痛鎮痙〕
シャクヤク【P343】　ボタンピ【P343】

□□□

〔鎮痙〕
カッコン【P334】　ボウフウ【P334】

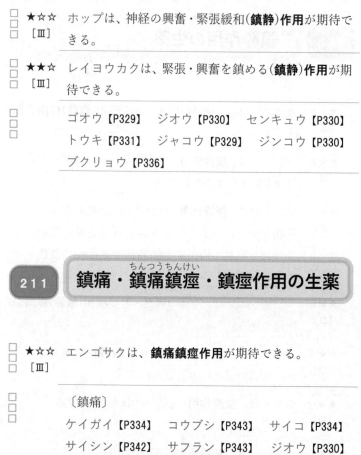

212 利尿作用の生薬

□□□ ★☆☆ [Ⅲ] カゴソウは、**利尿作用**が期待できる。

□□□ ★☆☆ [Ⅲ] キササゲは、**利尿作用**が期待できる。

□□□ ★☆☆ [Ⅲ] サンキライは、**利尿作用**が期待できる。

□□□ ★☆☆ [Ⅲ] ソウハクヒは、**利尿作用**が期待できる。

□□□ ★★☆ [Ⅲ] ボウイは、鎮痛作用、**利尿作用**が期待できる。

□□□ ★☆☆ [Ⅲ] モクツウは、**利尿作用**が期待できる。

□□□

ウワウルシ【P338】 サイシン【P342】
ブクリョウ【P336】 マオウ【P342】

213 その他作用の生薬

□□□ ★☆☆［Ⅲ］ アカメガシワは、**胃粘膜保護作用**が期待できる。

□□□ ★☆☆［Ⅲ］ カイカ、カイカクは、**止血**の効果が期待できる。

□□□ ★☆☆［Ⅲ］ ボレイは、炭酸カルシウムを含み、**制酸作用**が期待できる。

□□□ ★★☆［Ⅲ］ マクリは、カイニン酸を含み、回虫に痙攣《けいれん》を起こさせ、虫体を排便とともに排出させる(**駆虫**)**作用**を示す。

□□□ ★☆☆［Ⅲ］ モクキンピのエキスは、皮膚糸状菌の増殖を抑える(**抗真菌**)**作用**が期待できる。

□□□ ★☆☆［Ⅲ］ ヨクイニンは、**肌荒《はだあ》れ**や**いぼ**に用いられる。

□□□ ★☆☆［Ⅲ］ リュウノウは、ボルネオールを含み、中枢神経系の刺激作用による**気つけ**の効果が期待できる。

第６節
索引とその他成分

ここでは、試験の出題範囲に含まれる有効成分を掲載しており、本書の索引として利用できます。

なお、第１節～第５節で扱っていない有効成分については、試験対策上必要な解説を付けています。

索引とその他成分

【ア行】

アスパラギン酸カリウム　アミノ酸成分。眼科用薬では、新陳代謝を促し、目の疲れを改善する。

アスパラギン酸マグネシウム　アミノ酸成分。眼科用薬では、新陳代謝を促し、目の疲れを改善する。

アズレンスルホン酸ナトリウム　組織修復成分・胃粘膜保護修復成分水溶性アズレン(アズレンを水溶性にしたもの)とも呼ばれる。

アミノエチルスルホン酸　ビタミン様物質の一つ。タウリンとも呼ばれる。筋肉や脳、心臓、目、神経等、体のあらゆる部分に存在し、細胞の機能が正常に働く。かぜ薬では、かぜの時に消耗しやすいビタミン様物質を補給する。眠気防止薬では、眠気による倦怠感を和らげる。婦人薬では、滋養強壮作用を目的とする。滋養強壮保健薬では、肝臓機能を改善する。
アミノフィリン水和物　体内で分解してテオフィリンとなり、気管支拡張作用のほか、心筋刺激作用、利尿作用を示す。

①本剤の成分(アミノフィリン水和物)によりアレルギー症状を起こしたことがある人は、本剤を「使用しないこと」とされている(理由：アレルギー症状の既往歴のある人が再度使用した場合、重篤なアレルギー性の副作用を生じる危険性が高まるため)。

②アミノフィリン水和物が配合された鎮咳去痰薬、鎮暈薬について、「授乳中の人は本剤(アミノフィリン水和物が配合された鎮咳去痰薬、鎮暈薬)を服用しないか、本剤を服用する場合は授乳を避けることと」とされている(理由：乳児に神経過敏を起こすことがあるため)。

③発熱している小児、けいれんを起こしたことがある小児は、アミノフィリン水和物を使用する前に「相談すること」とされている(理由：けいれんを誘発するおそれがあるため)。

アモロルフィン塩酸塩　抗真菌成分。外皮用薬では、皮膚糸状菌の細胞膜を構成する成分の産生を妨げることにより、その増殖を抑える。

アラントイン　組織修復成分

アリルイソプロピルアセチル尿素　P88,154

アルクロキサ　「アルミニウムクロルヒドロキシアラントイネート」の別名。同項を参照

アルジオキサ　P116

アルニカ　P333

アルミニウムクロルヒドロキシアラントイネート　組織修復成分。アルクロキサとも呼ばれる。

アレルギー用点眼薬　P259

アレルギー用薬　P262

アロエ　P326,340

安息香酸ナトリウムカフェイン　P121

安中散　P302

アンモニア　外用薬では、皮下の知覚神経に麻痺を起こさせる。

イオウ　角質軟化成分。外皮用薬では、皮膚の角質層を構成するケラチンを変質させる。にきび用薬では、抗菌、抗真菌作用が期待でき

オクトクリレン　化粧品や医薬部外品に紫外線吸収剤として配合される化合物　P45

乙字湯　P302

オリブ油　モクセイ科の *Olea europaea* Linné の果実を圧搾して得た脂肪油で、角質層の水分保持量を高め、皮膚の乾燥を改善する。

オルトジクロロベンゼン　P180

オンジ〚遠志〛　P315,332

【カ行】

カーバメイト系殺虫成分　P120

カイカ〚槐花〛　P321,346

カイカク〚槐角〛　P311,346

カイニン酸　駆虫成分。回虫に痙攣を起こさせる作用を示し、虫体を排便とともに排出する。

外皮用薬　P193

外用痔疾用薬　P194

外用鎮痛(鎮痒)消炎薬　P196

カオリン　P339

角質軟化薬　P198

カゴソウ〚夏枯草〛　P327,345

過酸化水素水　P32

カサントラノール　大腸刺激性瀉下成分。

①カサントラノールが配合された内服薬について、「授乳中の人は本剤を服用しないか、本剤を服用する場合は授乳を避けること」とされている(理由：乳児に下痢を起こすおそれがあるため)。

②カサントラノールが配合された瀉下剤は、「大量に使用しないこと」とされている(理由：腸管粘膜への刺激が大きくなり、腸管粘膜に炎症を生じるおそれがあるため)

カシュウ〚何首烏〛　P310,330

ガジュツ末〚莪蒁末〛　ショウガ科ガジュツの根茎を乾燥したもの

カルビノキサミンマレイン酸塩　P136
カルプロニウム塩化物　適用局所においてアセチルコリンに類似した作用(コリン作用)を示し、頭皮の血管を拡張、毛根への血行を促すことによる発毛効果が期待できる。
カルボシステイン　P129
カルメロースカルシウム(別名：カルボキシメチルセルロースカルシウム)　カルメロースナトリウム(別名：カルボキシメチルセルロースナトリウム)　膨潤性瀉下成分。腸管内で水分を吸収して腸内容物に浸透し、糞便のかさを増やすとともに糞便を柔らかくする。
眼科用薬　P203
乾燥水酸化アルミニウムゲル　P116,150
カンゾウ〚甘草〛　P34,324,332
乾燥酵母　健胃成分。胃腸の働きに必要な栄養素を補給することにより胃の働きを高める。
甘草湯　P301
含嗽薬　P205
浣腸薬　P207
カンフル　冷感刺激成分
感冒　P292
漢方処方製剤　P210
ガンマ－オリザノール　P173
肝油　P156
キキョウ〚桔梗〛　P324,332
桔梗湯　P301
キササゲ〚木大角豆〛　P311,345
キッソウコン　「カノコソウ」の別名　P313,343
忌避剤　P212
芎帰膠艾湯　P302
強心薬　P214
響声破笛丸　P37,301

キョウニン〖杏仁〗　P316,342
局所麻酔成分　P127
去痰成分　P129
禁煙補助剤　P216
グアイフェネシン　P129
グアヤコールスルホン酸カリウム　P129
クエン酸カフェイン　P121
クエン酸カルシウム　P125
クエン酸鉄アンモニウム　貧血用薬では、不足した鉄分を補充する。
駆虫薬　P220
駆風解毒散(湯)　P301
グリセリン　P38
グリチルリチン酸　P40
グリチルリチン酸ナトリウム等(グリチルリチン酸ナトリウム、グリチルリチン酸モノアンモニウム、グリチルリチン酸二カリウム、グリチルレチン酸)　P40
グルクロノラクトン　肝臓の働きを助け、肝血流を促進する。婦人薬では、滋養強壮作用を目的とする。滋養強壮保健薬では、全身倦怠感や疲労時の栄養補給を目的とする。
グルコン酸カルシウム　P125
クレゾールスルホン酸カリウム　P129
クレゾール石けん液　殺菌消毒成分。手指・皮膚の消毒のほか、器具等の殺菌・消毒にも用いられる。結核菌を含む一般細菌類、真菌類に対して比較的広い殺菌消毒作用を示すが、大部分のウイルスに対する殺菌消毒作用はない。
クレマスチンフマル酸塩　P136
クロタミトン　温感刺激成分
クロトリマゾール　P118
クロペラスチンフェンジゾ酸塩　中枢性の非麻薬性鎮咳成分。延髄の咳嗽中枢の興奮を鎮めて咳を抑える。

【サ行】

サリチル酸　角質軟化成分。外皮用薬では、角質成分を溶解させる。にきび用薬では、抗菌、抗真菌、抗炎症作用が期待できる。毛髪用薬では、頭皮の落屑(ふけ)を抑える。

サリチル酸グリコール　サリチル酸メチル　皮膚から吸収された後、サリチル酸に分解されて、末梢組織(患部局所)におけるプロスタグランジンの産生を抑える作用も期待されるが、主として局所刺激により患部の血行を促し、また、末梢の知覚神経に軽い麻痺を起こすことにより、鎮痛作用をもたらす。

ジアスターゼ　酵素成分。デンプンを糖に分解する作用を示し、炭水化物の消化を促進する。

ジオクチルソジウムスルホサクシネート　DSSとも呼ばれ、腸内容物に水分が浸透しやすくする作用を示す。糞便中の水分量を増して柔らかくする。

歯科用フェノールカンフル　殺菌消毒成分。歯痛薬(外用)では、齲蝕を生じた部分における細菌の繁殖を抑える。

シクロピロクスオラミン　抗真菌成分。外皮用薬では、皮膚糸状菌の細胞膜に作用して、その増殖・生存に必要な物質の輸送機能を妨げ、その増殖を抑える。

ジクロフェナクナトリウム　非ステロイド性抗炎症成分。外皮用薬では、筋肉痛、関節痛、打撲、捻挫等による鎮痛等を目的とする。

○授乳中の人は、ジサイクロミン塩酸塩を使用する前に「相談すること」とされている(理由：乳汁中に移行する可能性があるため)。

次硝酸ビスマス　P144,155

システイン　アミノ酸成分。システイン又はシステイン塩酸塩が主薬として配合された滋養強壮保健薬は、しみ・そばかす・日焼けなどの色素沈着症、全身倦怠、二日酔い、にきび、湿疹、蕁麻疹、かぶれ等の症状の緩和に用いられる。P192

ジセチアミン塩酸塩　P159

歯槽膿漏薬　P241

七物降下湯　P55,302

歯痛薬　P242

ジヒドロキシアルミニウムモノアセテート　P116,150

ジヒドロコデインリン酸塩　P46

ジフェニドール塩酸塩　P56

ジフェニルイミダゾール　P136

ジフェニルピラリン塩酸塩　P136

ジフェニルピラリンテオクル酸塩　P136

ジフェンヒドラミン　P136,142

ジフェンヒドラミン塩酸塩　P136,142

ジフェンヒドラミンサリチル酸塩　P136,142

ジフェンヒドラミンテオクル酸塩　P142

ジブカイン塩酸塩　局所麻酔成分　P127

○本剤(ジブカイン塩酸塩が配合された坐薬、注入軟膏の外用痔疾用薬)によりアレルギー症状を起こしたことがある人は、本剤を「使用しないこと」とされている(理由：アレルギー症状の既往歴のある人が再度使用した場合、重篤なアレルギー性の副作用を生じる危険性が高まるため)。

ジフルベンズロン　P140

ジプロフィリン　P57

ジベンゾイルチアミン　P159

ジメチルポリシロキサン　ジメチコンとも呼ばれる。胃の薬では、消化管内容物中に発生した気泡の分離を促す。

セルラーゼ　酵素成分。線維質(セルロース)を糖に分解する作用を示し、食物線維の消化を促進する。

セントジョーンズワート　オミナエシ科セイヨウオトギリソウ(西洋弟切草)の地上部を用いたハーブである。鎮静作用が期待される。

ソルビトール　浣腸薬では、浸透圧の差によって腸管壁から水分を取り込んで直腸粘膜を刺激し、排便を促す。

【タ行】

大柴胡湯　P67,304

大豆油不けん化物　コレステロール改善成分　P295

タイソウ〖大棗〗　P311,331

大腸刺激性瀉下成分　P152

タカヂアスターゼ　酵素を複合した成分。デンプン、タンパク質を分解する作用を示し、炭水化物やタンパク質の消化を促進する。

炭酸カルシウム　P125

炭酸水素ナトリウム　P150

炭酸マグネシウム　P150,178

タンニン酸　P144

タンニン酸アルブミン　P68,144

タンニン酸ベルベリン　P153,177

チアプロフェン酸　医療用医薬品の内服薬の非ステロイド性抗炎症成分　P45

チアミン塩化物塩酸塩　チアミン硝化物　チアミンジスルフィド　P159

チオコナゾール　P118

チオシアノ酢酸イソボルニル　殺虫補助成分。IBTA とも呼ばれる。殺虫作用は弱いか、又はほとんどないが、殺虫成分とともに配合されることにより殺虫効果を高める。

チキジウム臭化物　P133

チクセツニンジン〖竹節人参〗　P314,331

チペピジンクエン酸塩　チペピジンヒベンズ酸塩　中枢性の非麻薬性鎮咳成分。延髄の咳嗽中枢の興奮を鎮めて咳を抑える。

○本剤の成分(チペピジンクエン酸塩、チペピジンヒベンズ酸塩)によりアレルギー症状を起こしたことがある人は、本剤を「使用しないこと」とされている(理由：アレルギー症状の既往歴のある人が再度使用した場合、重篤なアレルギー性の副作用を生じる危険性が高まるため)。

チモール　殺菌消毒成分。細菌や真菌類のタンパク質を変性させることにより殺菌消毒作用を示す。

チョウジ油　フトモモ科のチョウジの蕾又は葉を水蒸気蒸留して得た精油。殺菌消毒のほか、抗炎症等の作用が期待される。また、芳香による清涼感を目的とする。

鎮咳成分　末梢性鎮咳成分(「気管支拡張成分」ともいう)と中枢性鎮咳成分(単に「鎮咳成分」ともいう)に大別できる。末梢性鎮咳成分には、アドレナリン作動成分等が用いられ、気管・気管支の平滑筋を弛緩させて気道を確保し、咳を鎮める。一方、中枢性鎮咳成分は、延髄の咳嗽中枢の興奮を抑えて、咳を鎮める。

鎮痛鎮痙　胃痛、腹痛、さしこみ(疝痛《せんつう》、癪《しゃく》)を鎮めることをいう。なお、『疝痛』は発作性の間欠的な痛みのこと、『癪』は胸部や腹部に生じる激しい痛みの通俗的な総称である。

テオフィリン　気管支拡張成分

①本剤の成分(テオフィリン)によりアレルギー症状を起こしたことがある人は、本剤を「使用しないこと」とされている(理由：アレルギー症状の既往歴のある人が再度使用した場合、重篤なアレル

ギー性の副作用を生じる危険性が高まるため)。

②テオフィリンが配合された鎮咳去痰薬、鎮暈薬について、「授乳中の人は本剤(アミノフィリン水和物が配合された鎮咳去痰薬、鎮暈薬)を服用しないか、本剤を服用する場合は授乳を避けること」とされている(理由：乳児に神経過敏を起こすことがあるため)。

③発熱している小児、けいれんを起こしたことがある小児は、テオフィリンを使用する前に「相談すること」とされている(理由：けいれんを誘発するおそれがあるため)。

テーカイン　局所麻酔成分　P127

○本剤(テーカインが配合された坐薬、注入軟膏の外用痔疾用薬)によりアレルギー症状を起こしたことがある人は、本剤を「使用しないこと」とされている(理由：アレルギー症状の既往歴のある人が再度使用した場合、重篤なアレルギー性の副作用を生じる危険性が高まるため)。

デカリニウム塩化物　殺菌消毒成分

デキサメタゾン　P147

デキストロメトルファン臭化水素酸塩水和物　デキストロメトルファンフェノールフタリン塩　中枢性の非麻薬性鎮咳成分。延髄の咳嗽中枢の興奮を鎮めて咳を抑える。

○本剤の成分(デキストロメトルファン臭化水素酸塩水和物、デキストロメトルファンフェノールフタリン塩)によりアレルギー症状を起こしたことがある人は、本剤を「使用しないこと」とされている(理由：アレルギー症状の既往歴のある人が再度使用した場合、重篤なアレルギー性の副作用を生じる危険性が高まるため)。

テシットデシチン　P127

鉄製剤　P279

テトラヒドロゾリン塩酸塩　P112

デヒドロコール酸　利胆成分。胆汁の分泌を促し、消化を助ける。

第６節

索引とその他成分

トリメトキノール塩酸塩水和物　P112

トリメブチンマレイン酸塩　P72

トルナフタート　抗真菌成分。外皮用薬では、皮膚糸状菌の増殖抑制作用を示す。

トロキシピド　胃粘膜保護修復成分

【ナ行】

ナイアシン　ニコチン酸アミド、ニコチン酸が該当する。

内服アレルギー用薬　P262

内用痔疾用薬　P264

ナファゾリン塩酸塩　ナファゾリン硝酸塩　P112

ナンテンジツ〖南天実〗　P312,342

ニコチン酸　ナイアシン。滋養強壮保健薬では、皮膚や粘膜などの機能を維持することを助ける。

ニコチン酸アミド　ナイアシン。眠気防止薬では、眠気による倦怠感を和らげる。乗物酔い防止薬では、吐きけの防止に働く。内服アレルギー用薬では、皮膚や粘膜の健康維持・回復に重要なビタミンを補給する。滋養強壮保健薬では、皮膚や粘膜などの機能を維持することを助ける。

ニコチン酸ベンジルエステル　温感刺激成分・血行促進成分。外皮用薬では、皮膚に温感刺激を与えて末梢血管を拡張させ、患部の血行を促す。

ニトロセルロース　P144

乳剤　P238

乳酸カルシウム　乳酸カルシウム水和物　P125

乳酸菌　P149

ニューラーゼ　酵素を複合した成分。タンパク質、中性脂肪（トリグリセリド）を分解する作用を示し、タンパク質や脂肪の消化を促進する。

尿素　外皮用薬では、角質層の水分保持量を高め、皮膚の乾燥を改善

【ハ行】

ン」の別名　P127
パルミチン酸レチノール　P156
ハンゲ〚半夏〛　P310,342
半夏厚朴湯　P300
パンテチン　高コレステロール改善成分。LDL 等の異化排泄を促進し、リポタンパクリパーゼ活性を高めて、HDL 産生を高める。
パンテノール　自律神経系の伝達物質の産生に重要な成分で、眼科用薬では、目の調節機能の回復を促す。内服アレルギー用薬では、皮膚や粘膜の健康維持・回復に重要なビタミンを補給する。
パントテン酸カルシウム　自律神経系の伝達物質の産生に重要な成分で、眼科用薬では、目の調節機能の回復を促す。眠気防止薬では、眠気による倦怠感を和らげる。内服アレルギー用薬では、皮膚や粘膜の健康維持・回復に重要なビタミンを補給する。滋養強壮保健薬では、皮膚や粘膜などの機能を維持することを助ける。
ハンピ〚反鼻〛　P322,331
鼻炎用点鼻薬　P274
鼻炎用内服薬　P277
ビオジアスターゼ　酵素を複合した成分。タンパク質を分解する作用を示し、炭水化物やタンパク質の消化を促進する。
ビオチン　滋養強壮保健薬では、皮膚や粘膜などの機能を維持することを助ける。
ピコスルファートナトリウム　P75,152
ビサコジル　P76,152
ビスイブチアミン　ビスチアミン硝酸塩　P159
非ステロイド性抗炎症成分　分子内にステロイド骨格を持たず、プロスタグランジンの産生を抑える作用(抗炎症作用)を示す成分をいう。非ステロイド性抗炎症薬は NSAIDs とも呼ばれる。
ビスベンチアミン　P159
ビスマス　P155
ビタミンＡ　P156

フラジオマイシン硫酸塩　抗菌成分。外皮用薬では、細菌のタンパク質合成を阻害することにより抗菌作用を示す。

プラノプロフェン　非ステロイド性抗炎症成分。炎症の原因となる物質の生成を抑える作用を示し、眼科用薬では、目の炎症を改善する。

プロザイム　酵素成分。タンパク質をペプチド・アミノ酸に分解する作用を示し、タンパク質の消化を促進する。

粉末生薬　全形《ぜんけい》生薬又は切断《せつだん》生薬を粗末《そまつ》、中末《ちゅうまつ》、細末《さいまつ》又は微末《びまつ》としたものをいう。

ベタネコール塩化物　コリン作動成分。効果器に対してアセチルコリン様の作用を示す。消化管運動を亢進させ、胃液の分泌を促すことから、イレウスや慢性胃炎等に用いられる。また、膀胱の排尿筋を収縮させ、膀胱頸部を緩解することから、排尿困難(尿閉)等に用いられる。

ヘパリン類似物質　血行促進成分・保湿成分。外皮用薬では、患部局所の血行を促し、また、角質層の水分保持量を高め皮膚の乾燥を改

善する。このほか、抗炎症作用も期待できる。P341
ヘプロニカート　P173
ヘモグロビン　P297
ベラドンナ総アルカロイド　P90,133
ベルベリン　P177
ベルベリン塩化物　ベルベリン硫酸塩　P177
ペルメトリン　P175
ベンザルコニウム塩化物　P182
ベンゼトニウム塩化物　P182
ペントキシベリンクエン酸塩　中枢性鎮咳成分。咳嗽中枢を抑制して鎮咳作用を示す。なお、併せて抗コリン作用も示すため、抗コリン成分と同様の注意が必要になる。
○授乳中の人は、ペントキシベリンクエン酸塩を使用する前に「相談すること」とされている(理由：乳汁中に移行する可能性があるため)。
○緑内障の診断を受けた人は、ペントキシベリンクエン酸塩を使用する前に「相談すること」とされている(理由：抗コリン作用によって房水流出路が狭くなり、眼圧が上昇し、緑内障を悪化させるおそれがあるため)
ベンフォチアミン　P159
便秘薬　P243
ボウイ〘防己〙　P312,345
防已黄耆湯　P304
芳香性健胃生薬　香りによる健胃作用を期待して用いられる生薬
ホウ酸　P185
膨潤性下剤　腸管内で水分を吸収することにより、便のかさを増し、便を軟らかくすることによって、糞便の排泄を促す。
ボウフウ〘防風〙　P314,334
防風通聖散　P91,304
ボタンピ〘牡丹皮〙　P315,343

ポリアルキルポリアミノエチルグリシン塩酸塩　殺菌消毒成分。手指・皮膚の消毒のほか、器具等の殺菌・消毒にも用いられる。結核菌を含む一般細菌類、真菌類に対して比較的広い殺菌消毒作用を示すが、ウイルスに対する殺菌消毒作用はない。

ポリエチレンスルホン酸ナトリウム　血行促進成分。患部局所の血行を促すことを目的として外皮用薬に配合される。P341

ポリエンホスファチジルコリン　コレステロール改善成分　P295

ポリオキシエチレンアルキルフェニルエーテル　殺菌消毒成分。手指・皮膚の消毒のほか、器具等の殺菌・消毒にも用いられる。結核菌を含む一般細菌類、真菌類に対して比較的広い殺菌消毒作用を示すが、ウイルスに対する殺菌消毒作用はない。

ポリビニルアルコール(部分けん化物)　眼科用薬では、角膜の乾燥を防ぐ。

【マ行】

真昆布末　コンブ科マコンブの茎葉を基原とする生薬。胃・消化管粘膜を保護する作用が期待される。

○薬によりアレルギー症状や喘息を起こしたことがある人は、真昆布末を含む製剤を使用する前に「相談すること」とされている(理由：まれにアナフィラキシーを起こすことがあるため)。

○肝臓病の診断を受けた人は、真昆布末を含む製剤を使用する前に「相談すること」とされている(理由：肝機能障害を起こすことがあるため)

麻子仁丸　P302

末　生薬を粉末にしたもの

麻薬性鎮咳成分　モルヒネと類似の化学構造をもつ中枢性鎮咳成分

マルツエキス　P95

ミコナゾール硝酸塩　P118

みずむし・たむし用薬　P283

ミルラ〘没薬〙　P317,338

無水カフェイン　P121

無水リン酸水素カルシウム　P125

メキタジン　P96,136

メクリジン塩酸塩　P96,136

メタケイ酸アルミン酸マグネシウム　P116,150,178

メチキセン塩酸塩　抗コリン成分。副交感神経等のアセチルコリン系神経の過剰興奮に伴う症状(筋肉のこわばり、手のふるえ)を緩和する目的でパーキンソン病治療薬として用いられる。現在では他に有用な薬剤が開発されたこともあり、販売が中止されている。

○授乳中の人は、メチキセン塩酸塩を使用する前に「相談すること」とされている(理由：乳汁中に移行する可能性があるため)。

メチルエフェドリン塩酸塩　メチルエフェドリンサッカリン塩　P97,112

メチルオクタトロピン臭化物　P98,133

メチルシステイン塩酸塩　P129

メチルベナクチジウム臭化物　P133

メチルメチオニンスルホニウムクロライド　胃粘膜保護修復成分

メトカルバモール　P99

メトキサジアゾン　P119

メトキシフェナミン塩酸塩　P112

【ヤ行】

【ラ・ワ行】

3章特化 登録販売者試験クリア
医薬品とその作用

2023年5月16日　第1刷発行

発行所　株式会社 ドーモ　http://do-mo.jp/
東京都千代田区永田町2-9-6

発売元　株式会社 薬事日報社　https://www.yakuji.co.jp/
東京都千代田区神田和泉町1番地　Tel03-3862-2141

印刷　昭和情報プロセス 株式会社

ISBN978-4-8408-1617-5 C3047